人體排寒

手冊

作者序

尋找疾病的根源

萬物生長靠太陽，太陽是地球上一切生命的能量之源；離開了陽氣的滋養，就會造成動力不足，帶動不了人體的發動機。同樣地，健康要從排寒開始，而排寒則要從補血和溫經通絡著手。只要找到了疾病根源，讓身體暖和起來，就能從根子上祛除疾病，所有的健康問題都會迎刃而解。

也許寒氣並不算什麼，但要命的是寒氣和其他病因裏應外合。寒氣有凝滯的特點，就像寒冬水會結冰一樣，血脈受到寒氣，也會凝滯不通。經絡不通，則百病生。一言以蔽之，寒氣是萬病的根子。

本書從經典醫學著作《傷寒雜病論》的治病方法入手，結合《黃帝內經》養生智慧、歷代中華神醫治病絕學，以及個人多年精研醫藝悟出的不傳之祕，總結出了一套驅逐寒氣增壽添福的特效保養大法。書中有諸多排出寒氣、補足真陽的方法，如十種超級補血食物、十八種補血藥膳、七個養生大穴、六種瞬間能讓身體暖起來的方法、二十七種常見病的自我療法等，都能讓我們的身體永遠四季如春。

健康是我們與生俱來的權利，不生病卻需要後天的學習。只要洞悉了疾病的奧祕，每個人都能成為妙手回春的神醫，身懷絕技，長命百歲。

王長松

導讀

排寒，萬病除

當人體的氣不通、血不足，寒氣就會趁虛而入，一旦我們身體累積了過多的寒氣，就會引發各種疾病，例如癌症、心肌梗塞、腦中風、糖尿病、肥胖等，所以寒氣可說是萬病之源，也是健康的最大殺手。

東漢醫聖張仲景所著的《傷寒雜病論》，是歷代醫家推崇的醫學經典。本書從《傷寒雜病論》的治病方法著手，結合《黃帝內經》的養生智慧以及歷代中華神醫的治病絕學，歸納出一套適合現代人生活作息、驅寒氣、增壽命的獨門養生法，所以本書可說是第一本把千年醫典智慧化為現代保健良方的驅寒解病書！

只要利用書中簡易的身體觀察法，就能了解自己的體質現況、判斷寒氣入侵的程度。例如自我觀察臉色、手腳或大小便狀況，就能找出寒氣的蛛絲馬跡，再運用簡便又有效的經穴療法與藥膳食補健脾、固肺、護腎、強壯足部，最終達到補血、溫經又通絡的目的，把體內寒氣完全驅除掉。

本書內容適用於各種年齡、各種體質，從自我了解身體狀況開始未病先防。使用最淺顯易懂的文字，解釋寒邪入侵與排出的途徑，更針對過敏性鼻炎、咳嗽、消化性潰瘍、高血壓、月經不順、失眠、胸悶、肥胖等二十多種常見症狀提出治療法。排寒自癒、健康長壽不必花大錢，且在家就能做。想要不痛不病、活到天年，就從本書的排寒大法開始！

目錄

第三章

氣血定溫度，溫度定生死

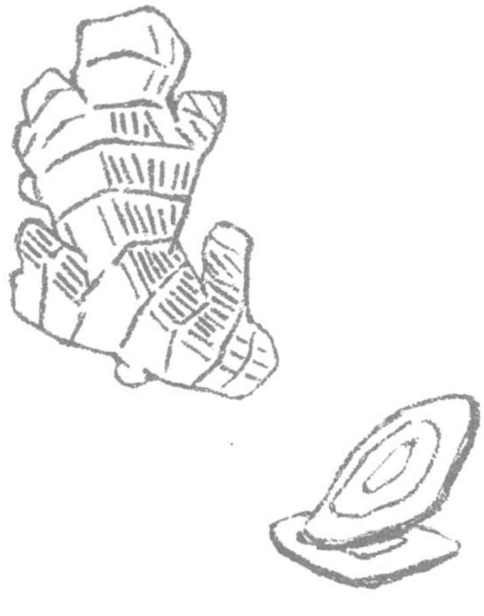

第四章

鞏固人體的先天之本——保護腎臟不受寒邪

第五章

抵擋寒氣的第一道屏障——健肺養肺防受寒

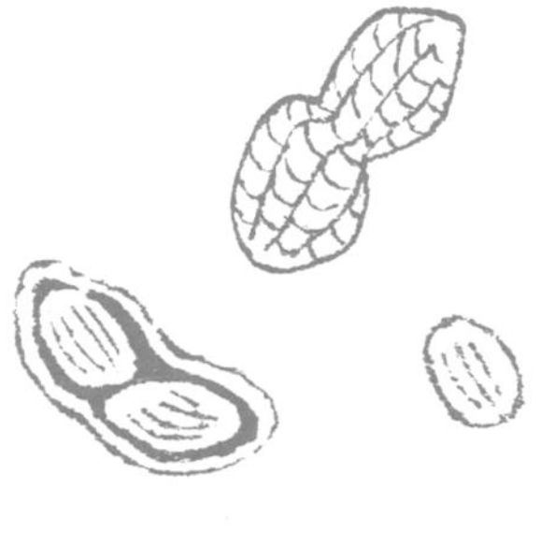

第八章 徹底把寒氣逐出體外——常見疾病的自療法

第九章 暖女人，最漂亮

第十章

讓身體永遠四季如春

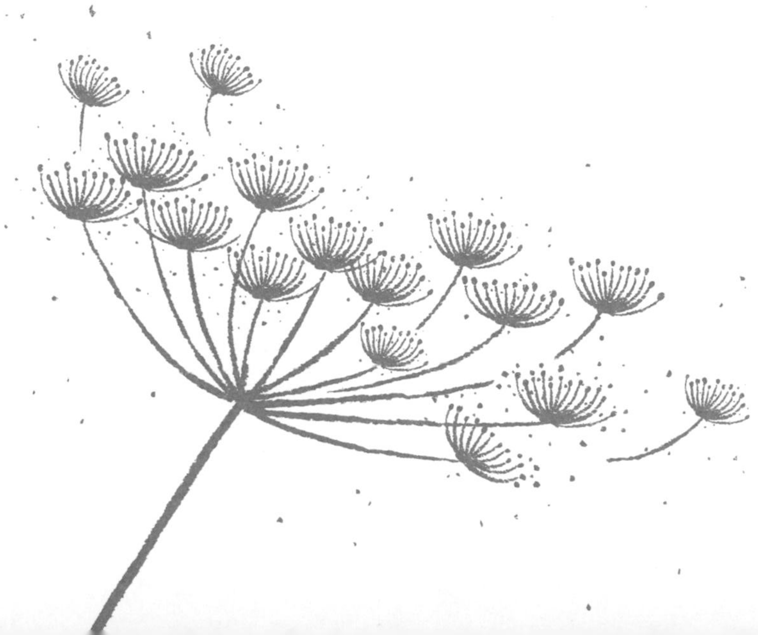

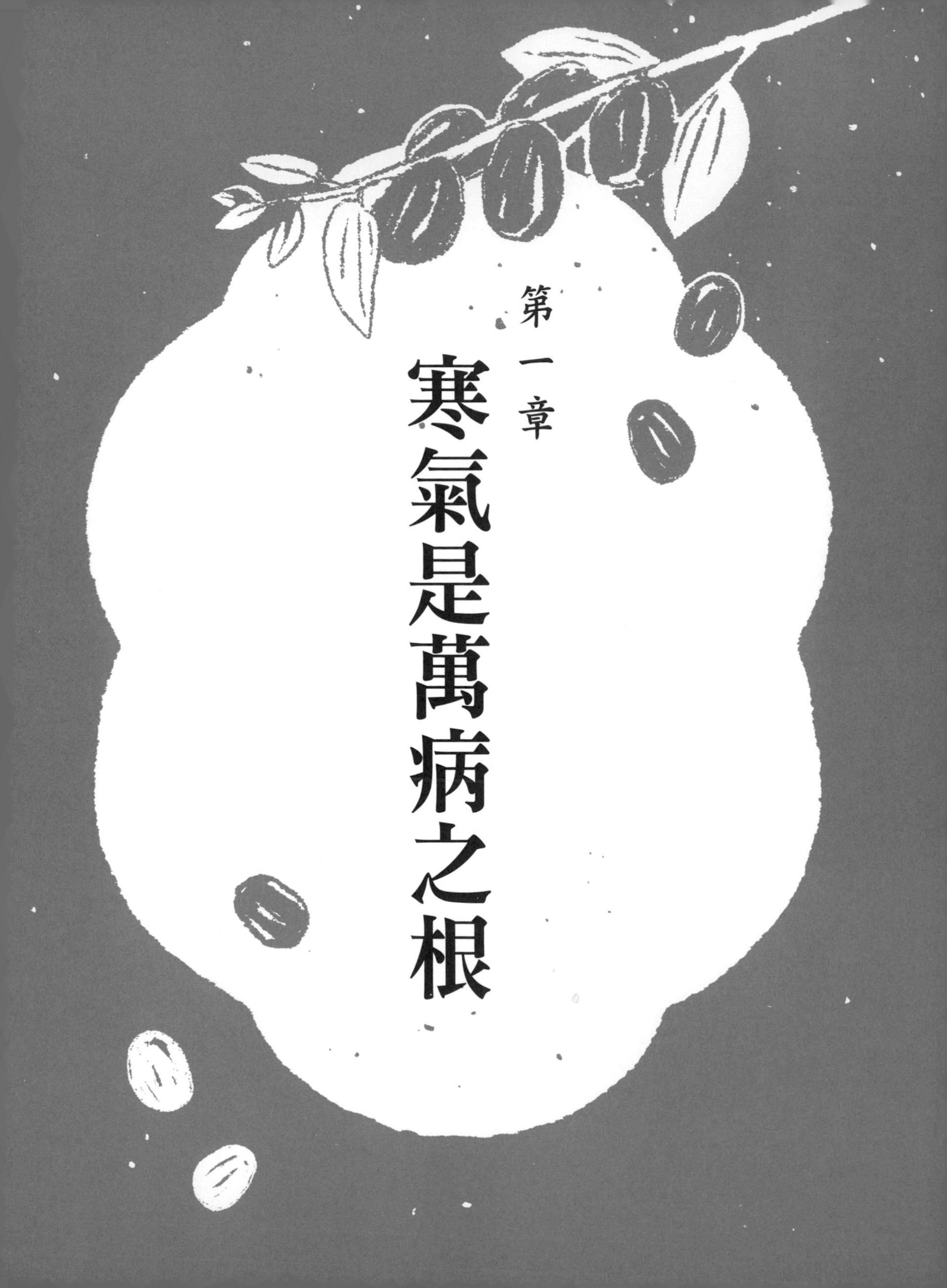

第一章 寒氣是萬病之根

寒氣是現代社會極少使用的一個名詞，感冒及其所帶來的痛苦感受則為每一個人熟知。寒氣是感冒的真正罪魁禍首之一，看似毫不起眼，然而貽害無窮，為許多疾病埋下了伏筆。

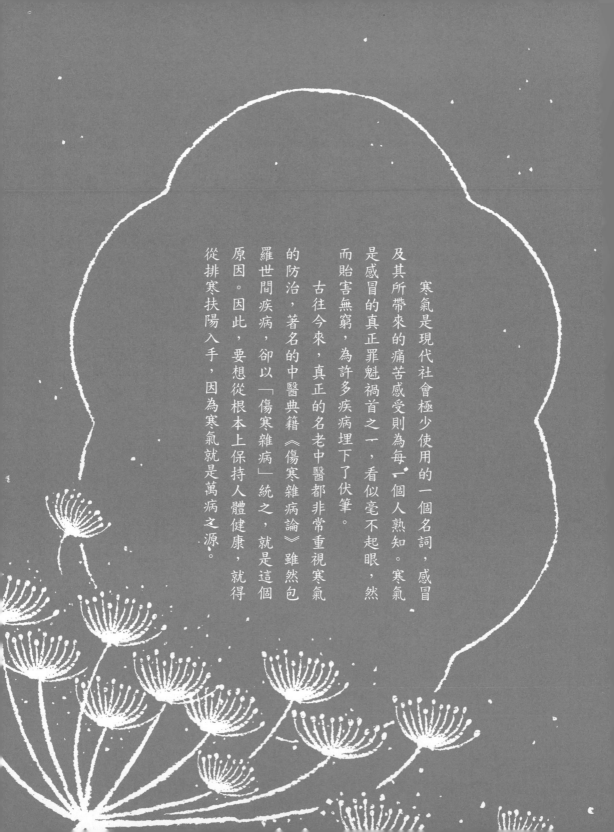

古往今來，真正的名老中醫都非常重視寒氣的防治，著名的中醫典籍《傷寒雜病論》雖然包羅世間疾病，卻以「傷寒雜病」統之，就是這個原因。因此，要想從根本上保持人體健康，就得從排寒扶陽入手，因為寒氣就是萬病之源。

寒氣是健康的頭號殺手

生活中的許多疾病，都是由寒氣引起的。換句話說，寒氣是許多病的根源。分析這些疾病的症狀，就能找到寒氣的影子；祛除寒氣，就能達到治病治本的目的。

現在的醫療技術進步了，為什麼癌症患者反倒越來越多？為什麼因心腦血管疾病而英年早逝的人越來越多？原本大多不為人所知的奇怪疾病，比如系統性紅斑狼瘡、乾燥症候群、僵直性脊椎炎等，怎麼一下子多起來了？

這些疾病大部分都與不良的生活方式和生活習慣有關。現代人吸煙、酗酒、無節制地熬夜和缺乏運動，過分貪涼飲冷、營養不均衡以及藥物濫用等，都是造成免疫力下降、寒氣入侵，導致多種慢性病發病率升高的重要因素。

尤其是寒氣，絕不僅僅只是引起感冒、腹瀉這樣尋常小病的誘因，而是一種致病廣泛且殺傷力很強的邪氣。腎為先天之本，屬水，性寒。如果寒氣侵入腎，兩寒相遇，就如同雪上加霜，腎陽最易受損。一旦腎陽受損，就動搖了先天之本，會出現怕冷、肢涼、小便清長（註：小便次數多）、大便稀溏（註：腹瀉）、苔白質淡、脈沉無力等情況。輕者使人重感傷寒；重者引起陽氣暴脫，致人非命；急者則使得血脈閉塞，誘發冠心病和中風；緩者則使寒氣慢慢沉積體內，形成許多慢性疑難病症，因此可以毫不誇張地說，寒氣是健康的頭號殺手。

從《傷寒雜病論》的命名談起

學中醫的人，都知道一部叫做《傷寒雜病論》的經典醫學著作。這部書在中醫學領域有著極為特別的地位，它創造了中醫最值得驕傲的特色和優勢——辨證論治體系，對中醫臨床的指導意義，遠遠勝於大家所熟知的《千金方》、《本草綱目》等醫學經典，歷代醫家都尊其作者張仲景為「醫聖」。當代名醫名家皆一致認為，《傷寒雜病論》是醫家必讀的經典著作，甚至有人認為，不學仲景，不學《傷寒》，就難以進入中醫的門徑。

雖然對於一般人而言，研究《傷寒雜病論》有些困難，但瞭解它的一些基本原

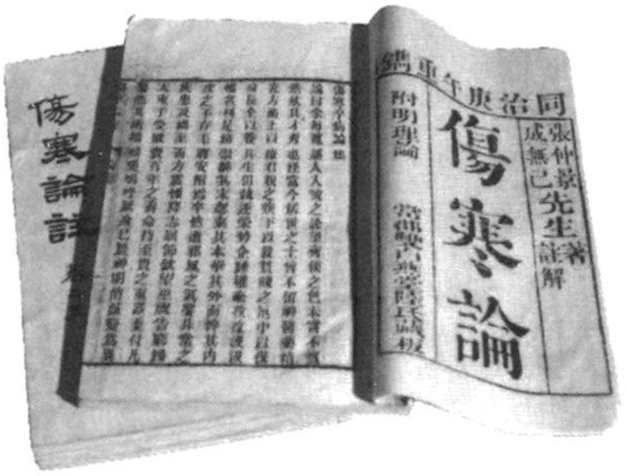

《傷寒雜病論》集漢代以前醫學之大成，並結合張仲景的臨床經驗，有系統地闡述了外感疾病及雜病的辯證論治，理法方藥俱全，在中醫發展史上具有劃時代的意義。

則，對於日常的養生保健，維護我們的健康，卻有十分重要的意義。那麼，《傷寒雜病論》到底是一本什麼樣的書呢？這得從它的書名談起。

顧名思義，《傷寒雜病論》就是論述「傷寒雜病」的一部專書。人類的疾病雖然千變萬化，但可以根據發熱與否，分為外感和內傷兩類。不發熱的，歸屬於雜病；以發熱為特徵的，歸屬於傷寒。這就是《黃帝內經》所說的「今夫熱病者，皆傷寒之類也」。一個傷寒，一個雜病，就把所有的病包括進去了。

我們還可以從病因學的角度來分析本書的書名。《傷寒雜病論》說的就是人們在感受寒邪之後，所引發的各種病症：包括外感、內傷，包括傷寒、雜病。在這本書中，強調了寒邪這一特殊病邪對人體健康的危害，實際上討論

疾病根據發熱與否，分為外感和內傷兩類。不發熱的，歸屬於雜病；會發熱，歸屬於傷寒。

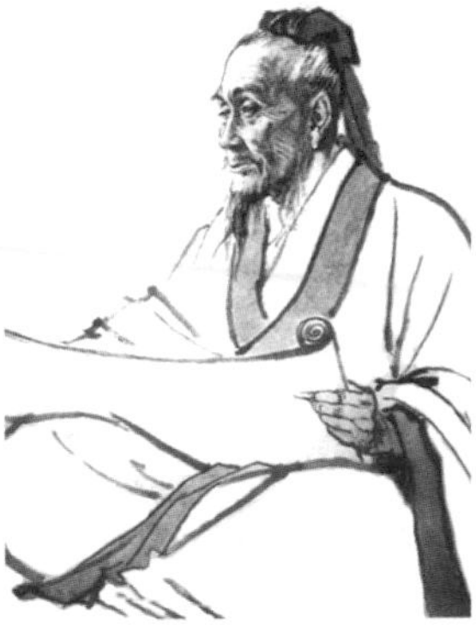

「醫聖」張仲景

的就是「寒傷」的問題，它研究在正氣內虛的前提下，感受寒邪引起的病變規律，以及此類疾病的辨證論治方法。

寒氣是許多疾病的根源

生活中的許多疾病，都是由寒氣引起的。換句話說，寒氣是許多病的根源。分析這些疾病的症狀，都能找到寒氣的影子；祛除了寒氣，就能達到治病治本的目的。

寒氣是一種陰邪，最容易損傷人的陽氣。而陽氣是生命的能量之源，正常的生命活動都需要陽氣的推動。溫煦不夠，就不能抵抗外來的寒氣，因而怕風怕冷，風一吹就打噴嚏，打寒顫。活動力不足，各種代謝機能就有所減退，表現出低血壓、甲狀腺功能減退、消化不良等病症。總之，所有伴有手腳冰涼、怕風怕冷症狀的疾病，都可能是寒氣引起的。

寒氣有以下幾個特點。

凝滯：就像寒冬水會結冰一樣，血脈受到寒氣的侵襲，也會凝滯不通，引起各種疼痛症狀，如頭痛、脖子痛、肩背痛、心胸痛、胃痛、脅肋痛（註：肋間神經痛）、腹痛、腰腿痛等。以疼痛為主症的疾病，大部分都是寒氣引起的。寒氣引起氣血淤滯過久，則形成有形的腫塊，表現為各個部位的腫瘤。所以，以腫、痛為特徵的疾病，也都與寒氣有關。

造成水液運行障礙：寒氣會引起痰飲（註：體內水液轉輸不利，停積於體腔、四肢等處）的積結。其表現為：咳嗽，吐出清楚的白痰；嘔吐，吐出清水痰涎；腹瀉，拉出清冷的水樣大便；白帶，顏色白而清稀如水。此外，與水液代謝障礙有關的疾病，諸如水腫、風濕等，也多與寒氣有關。

具有收引的特性：就像物質都會熱脹冷縮一樣，人的筋脈遇寒氣也會收縮。外表的筋脈收縮，表現為大小腿轉筋（註：即抽筋）、靜脈曲張；冠狀動脈收縮，則表現為冠心病、心絞痛；細小的血管收縮，可引起冠脈症候群或者中風。

寒氣有凝滯的特點。當血脈受到寒氣的侵襲時，就會凝滯不通，引起各種疼痛症狀。寒氣引起氣血淤滯過久，也會形成有形的腫塊，所以，以腫、痛為特徵的疾病，都與寒氣有關。

不僅如此，許多疾病，如慢性支氣管炎、肺氣腫、過敏性鼻炎、慢性胃炎、消化性潰瘍、慢性結腸炎、高血壓、冠心病、腦梗死、脂肪肝、肩周炎（註：因肩部受涼或外傷後引起肩關節的疼痛或活動受限）、腫瘤、風濕、類風濕等，大多數都與寒氣有關。

寒氣和其他病因裏應外合最要命

或許有人會認為，上面的這些疾病，如果病因是寒氣，喝點生薑水，喝點酸辣湯，把被子蓋緊，發發汗，寒氣一散，不就可以好了嗎？

的確，有些疑難病症，知道了它的根本原因，治療起來並不像想像的那樣困難。也有些病症，雖然寒氣藏得比較深，但利用刮痧、灸法、薰蒸、拔罐，再結合食療、運動，也能得到根治。對於中醫而言，寒氣不算什麼，一般都能除去。但要命的是，寒氣會和其他病因結合起來，使疾病深痼難療。

寒氣會引起氣血的凝滯，形成淤血，寒和淤又可以結合起來，使疾病複雜難治。許多心腦血管疾病，比如冠心病和中風，就有寒和淤的雙重特徵。對於這些病症，如果只知道活血化淤，不祛除寒氣，就只能暫時緩解症狀，而不能從根本上解決問題。

寒氣會和濕邪結合起來，形成寒濕。許多風濕和類風濕性疾病就是如此，肌肉關節疼痛不適，發熱怕冷反覆發作，關節又腫又痛，這就既要除濕，又要驅寒。

寒氣久鬱在裏，也可能化熱。有些疾病，表面是火氣大，比如口腔潰瘍、痤瘡，內裏卻是冰涼怕冷，喜歡暖和。許多醫生被假象迷惑，用清熱瀉火的方法，使疾病越治越重。

如果在原有疾病的基礎上，再感受寒氣，治療起來就比較棘手。因此，要想健康，最聰明的辦法，當然是不要生病。而要想不生病，就要弄清寒氣最容易從那裡入侵，什麼情況會招致寒氣傷身。

寒氣通常都能除去，但要命的是寒氣會和其他病因結合起來，例如「寒」可以和「淤」或「濕邪」結合起來，使疾病複雜難治。對於這些病症，如果只知道活血化淤，不祛除寒氣，就只能暫時緩解症狀，而不能從根本上解決問題。

為什麼現代人「寒氣逼人」

敵人從哪裡入侵，就從哪裡把它驅逐出境。同樣地，寒邪入侵的途徑，也就是寒邪排出的途徑。弄清了這個問題，不僅可以在日常生活中就重視保健，防止寒邪的侵入，做到未病先防，而且還可以對症進行自療。

寒氣最喜歡人體哪些部位？

頭部：頭部為「諸陽之匯」，是人體陽氣最為旺盛的部位。而寒邪容易侵襲人體的陽氣，因此，感受風寒邪氣，頭部首當其衝。通常一淋到雨，頭部就會感受寒濕，加上頭部陽熱氣盛，毛孔常處於開張狀態，寒邪就更容易侵入。大多數人如果因感受風寒而感冒，都會有頭痛、頭昏、頭部沉重的感覺，這就是寒氣入侵的反映。假如寒氣長期從頭部侵入，就會形成頑固性頭痛、偏頭痛。

從養生角度而言，保護好頭部使其不受寒氣侵襲尤其重要。出門在外，特別在寒冷或多雨的季節，一定要注意攜帶雨具，下雨時及時保護頭部。晚上最好不要洗頭，或是洗完頭一定要用毛巾擦乾或用吹風機吹乾，以防寒氣入侵頭部而引起頭痛。

背部：人體背部有膀胱經和督脈循行，也是陽氣旺盛、容易感受寒氣的部位。背部受寒，日久漸積，可能引起頸椎病、肩周炎、腰椎間盤突出、腰肌勞損（註：指腰部肌肉、椎間盤與韌帶組織的慢性損傷）以及慢性腰腿痛。而從背部排除寒邪，就可以根治這些病症。拔火罐、刮痧、針灸、推拿按摩等中醫療法，常選擇背部作為治療部位，就是這個道理。

口鼻：口是飲食進入的第一關，冰冷的飲料、寒涼的食物，都會藉由口把寒氣帶入胃部。鼻是空氣進出的通道，寒氣可以隨呼吸侵入肺部。噁心、嘔吐、咳嗽、吐痰、鼻塞、打噴嚏等，都是口鼻受寒的表現。而流行性感冒等傳染病流行時，人們戴上口罩，就是為了防止寒氣的侵入。

肚臍：小孩和老人的腹部，尤其是肚臍，也是寒氣容易侵入的通道。晚上睡覺不小心踢了被子，腹部受涼，寒氣就會從肚臍進入，引起腹痛、腹瀉。因此以前的人們會為孩子把肚兜戴在腹部以保護肚臍，以預防受涼所致的腹瀉。如果在肚兜中加入合適的中藥材，還能治療許多疾病。

毛孔：全身的毛孔張開時，若不注意保護，寒邪會乘虛而入。劇烈運動後大汗淋漓的人，如果遭遇暴雨、空調冷風，最容易生病，甚至得重病。這時趕快喝生薑紅糖水，使寒氣從毛孔排出，可以防止這些疾病。

腳底：腳底的湧泉穴也是容易受風寒的地方。長期在冰冷潮濕的地方行走、鞋襪潮濕後不立即更換、睡覺時冷氣正對著腳底吹，都會招致寒氣的入侵。經常按摩腳底，用熱水泡腳，則可以將寒氣從腳底排散出去。

前後二陰：迎著寒風大小便，或性生活之後吹冷氣，此時寒邪就可能從前後二陰（註：指外生殖器與肛門周圍）侵入。這是許多男性疾病的根源所在，值得注意。

總之，寒氣是無孔不入的，要防止寒氣入侵，就得保護好我們的五官和以上的九竅。

寒氣無孔不入，舉凡頭、背、口、鼻、肚臍、毛孔、腳底與前後二陰等五官及九竅，都可能是寒氣入侵的部位，不得不慎。

容易受風寒的情況

淋雨吹風是寒氣侵入人體的常見方式。特別是在流汗後，毛孔大開，一身大熱，再突遇冷風暴雨，寒氣便會長驅直入侵入人體。

寒氣雖然是冬天的主氣，但一年四季皆可能受寒。隆冬寒氣凜冽，春寒料峭秋風涼，都會引導寒氣入裏。炎熱的夏季，本來屬於陽熱外散的季節，但家裏、辦公室、賣場，到處都開著冷氣，人們又習慣把冷氣溫度調得很低，從暑氣逼人的室外一進入室內，涼氣颼颼直透入骨。這樣一熱一冷，也最容易受寒。

還有以下幾種情況，也容易受寒。

劇烈運動或活動後：大汗淋漓，陽氣隨汗而外泄，寒氣可乘虛而入。這時，最忌受風寒。

做比較複雜的腦力思考：此時需要耗費心血，在凝神靜思時，心血暫虧，抵抗力下降。這時冷氣溫度不宜過低，電風扇風力不宜過猛，因為風寒可能在不知不覺間侵入身體。

洗澡後：尤其是在泡湯、洗熱水澡之後，此時毛孔張開，風寒入內的通道已經打開，不宜對著涼風吹，也不宜馬上進入冷氣房中。

洗頭後：有些女生不把長髮吹乾，讓濕漉漉的頭髮貼在頭部、肩頸後就睡覺。在睡眠中，人的陽氣內斂，抵抗力會下降，寒濕之氣很容易侵入。

性生活後：此時全身放鬆，體表衛氣（註：衛氣又稱陽氣，可以產生保護身體、防禦外邪入侵的作用，意即人體的抵抗力）暫時虛弱，也不宜吹電扇空調，否則，風寒會趁機悄然侵入。

注意冷氣症候群

老年人、體質虛弱的人、正值生長發育期的青少年與兒童，是寒氣侵害的主要對象。睡覺時一定要注意避風保暖，不要把頭和腳正對冷氣、電扇。雙腳容易冰冷的人，睡覺時不妨穿上短褲和襪子，小孩則要注意保護肚臍，避免腹部受涼。

青壯年常自恃身體強壯，不易受寒，其實不然。尤其是長期在冷氣房中工作的上班族，平時可能並沒有感冒受寒的症狀，但時間久了，體內積存的寒氣就會以冷氣症

絡的結果，經絡不通，自然就會生病。

寒涼食物使寒邪直接傷胃

現在的飲料中有很多具有清熱瀉火的作用。尤其是夏天，許多人總愛吃冰、喝冷飲，能使人暑氣全消。然而從健康的角度而言，這是不正確的。冰冷的飲料最容易傷胃，能使成千上萬的胃黏膜細胞死亡，必然會對身體造成傷害。有人喝了冷飲後，會立刻胃痛、腹痛，甚至拉肚子。如果長期喝冰冷的飲料或者吃寒涼的食物，積寒鬱中，會導致脾胃虛寒，胃裏面涼涼的，像灌了冷水，一吃涼的東西就不舒服，得到胃炎甚至是萎縮性胃炎的機率就很大。

有一些食物的溫度並不像冰塊、冷飲一樣低，但卻是涼性，甚至是大寒的，足以傷胃，例如螃蟹、梨、柿子、西瓜等，吃多了就會引起脾胃虛寒。像是吃了柿子又喝冷水，容易引起腸梗阻；月經期間吃西瓜、梨，也易引起經痛、閉經；長期服用寒涼的中藥如大黃、決明子、黃連等，也可能引起腸道黑變病。

為了健康，必須盡量避免食用冰冷的飲料和寒涼的食物，它們是導致寒邪傷胃的直接原因。不要為了一時的痛快，丟了一生的健康。

建議大家少喝冰冷的飲料，適時喝些暖性的飲料，比如紅茶、生薑湯、紅棗湯，有利於溫暖脾胃；飲料適當加熱飲用，如牛奶、杏仁茶等，可減少其寒性。

營養不足和過剩，都會內生寒濕

體質不好的人可分為兩種。一種人形體肥胖，動不動就氣喘吁吁，精力不充沛，懶洋洋只想睡覺，做什麼事都提不起精神；另一種人則面黃肌瘦，氣短乏力，抵抗力很差，容易傷風感冒，甚至一天到晚病容滿面。如果研究其營養狀況則會發現，第一類人營養過剩，第二類人則往往是營養明顯不足。這兩種情況都會導致體質下降，容易得到慢性病。

所謂營養過剩，主要是脂肪、蛋白質等高能量物質的攝入過多，超出人體所需。營養不足，則是指缺乏鈣、鐵、維生素和其他微量元素，不能滿足身體的需要，主要是由於追求過分精緻的食物、不注意營養均衡而引起的。

營養過剩和營養不足，都會導致氣血虧虛，內生寒濕。中醫歷來強調「飲食自倍，脾胃乃傷」，不僅過量的飲食會導致脾胃損傷，肥甘厚味攝入過多（註：肥即高脂肪食物，甘為含糖量高的食物，厚味就是指辛辣燥熱的東西），也會給脾胃造成極大的負擔，久則損傷脾胃，化生氣血的能力也大打折扣，其轉運水濕淤濁等代謝產物的能力也明顯下降，造成痰濕滯留（註：體內代謝出現問題，使身體多餘陰液水分積聚滯留，屬水梨型肥胖）。且肥甘厚味本身就是助濕生痰之物。而營養缺乏時，生成氣血的原料不足，氣血因生化乏源而虧虛，造成抵抗力下降，無力排出寒邪。

營養不足和營養過剩不但是造成內生寒濕的重要原因，也是各種慢性病得病率上升的禍首，如心腦血管疾病、惡性腫瘤、骨質疏鬆、肥胖、高脂血症等。不過只要注意養成良好的飲食習慣，營養均衡，就能從根本上解決這些問題。

疾病最傷正氣

不管什麼樣的病，都會損傷人的正氣。人有病時感到少氣無力，一走路便氣喘吁吁，動不動就出汗，耐力很差，就是疾病傷了正氣的緣故。一些急危重病，包括外傷、大失血等，對正氣的損傷更快更重。而一些慢性病，則會在經年累月的慢性損耗中，使人的正氣日漸消弱。

疾病最傷正氣（註：人體對疾病的防禦、抵抗和再生的能力），而正氣損傷的人，更易招致寒氣的侵襲，引發新的疾病。中醫有「因病致虛，因

疾病最傷正氣，正氣損傷的人，更易招致寒氣的侵襲，引發新的疾病。

虛致病」的說法，可見體虛與疾病兩者常互為因果。

瞭解了這些道理後，我們就不會對所謂的尋常小病或警訊置之不理，而應該及時發現，及時治療，防微杜漸，在病後、手術後做好防護，防止寒氣的侵入。

用藥不當是損傷陽氣的元凶

有這樣一個病例。一個二十多歲的女孩，因白血病在一家知名大醫院住院兩個多月，低熱不退。治療後病情不僅沒有得到控制，而且又增加了拉肚子的毛病，而且拉得非常厲害，每天都在二十次以上，日夜不停，全是稀水便。拉得她氣息奄奄，連坐起來的力氣都沒有了。女孩臉色蒼白，體質很弱，當時天氣並不很冷，她卻穿著很厚的衣服，一副弱不禁風的樣子。

在經過中醫診脈看舌、詳細詢問病情以及用藥情況，得知這位病人在之前的兩個月內，一直在用不同種類的抗生素，因為西醫認為發熱、腹瀉都可能是細菌感染，因此便變換各種抗生素，最後沒有效果，才答應病人找中醫診治。其實，這是明顯的脾腎陽虛。導致這一結果的原因，固然與病人的體質和疾病有關，但抗生素的長期不當使用，也是損傷陽氣的罪魁禍首。

根據辨證，老中醫開了三劑四逆湯，用了附子、乾薑、炙甘草等。二診時，症狀就明顯減輕，一天大便的次數減到了七、八次，並且感覺有些力氣，晚上也能夠睡一會兒覺了。半個月下來，腹瀉基本上已控制住，體力也明顯恢復。

四逆湯

【藥物組成】甘草二兩（炙），乾薑一兩半（生用，去皮，切成八片），附子一枚。

【方劑主治】四逆湯是著名方劑，來源於《傷寒雜病論》。四逆，指四肢自指（趾）端向上逆冷，直至肘膝以上。四逆湯有溫中祛寒、回陽救逆之功效，能溫散裡寒及治療陽氣虛衰，陰寒內盛的四肢厥逆，並有興奮心臟及胃腸的功能。

【煎服要點】可用水三千克，煎剩至一千兩百克左右的汁液，去渣，分溫再服（註：一副藥煎好了以後，分幾次服用，下次服用時先熱過後再服）。

有些西醫過分依賴甚至濫用抗生素，而一些中醫則動不動就清熱解毒、滋陰降火、活血化淤。這種不求醫理的診斷方式，使病人的身體狀況雪上加霜，體質越來越虛，越來越寒。可以說，臨床上虛寒證越來越多，與用藥不當有很大的關係。

大量服用清熱解毒中藥導致陽虛，在腫瘤患者身上表現得最為明顯。有些中醫不會辨證，一見腫瘤，便不分寒熱、陰陽，把白花蛇舌草、半枝蓮、半邊蓮等清熱解毒藥堆砌到處方上。長年這樣服下去，患者陽氣受損而不自知，難免總有一天倒下。

許多人一有痤瘡、口腔潰瘍、便秘、鼻炎等病症，都認為是火氣大，自己會買一些清熱解毒的藥來吃，像是牛黃解毒片、黃連上清丸、板藍根沖劑，去看中醫，大部分醫生也認為是火氣大，又是開清熱解毒的藥方。結果，越清寒氣越重，越清氣血越是凝滯不通。於是，這些小毛病由此也成了疑難雜症。

現代人似乎很喜歡打點滴。不管是普通感冒還是流感，是腸炎痢疾還是胃腸功能紊亂，不管是刺激性的咳嗽還是呼吸道感染，不管是風濕還是類風濕，一律都以打點滴方式治療。當然，有些情況是應該打點滴，但也有許多是不需要的。冰冷的液體進入體內，對有些人是有可能損傷陽氣的。有學者指出，打點滴引起寒氣入裏，相當於《傷寒雜病論》裏面所說的「直中三陰」（註：寒邪直接侵犯三陰經，三陰經為脾經、肝經、腎經）是很嚴重的一種情況。因此打點滴不是萬能的，也不一定是最佳

許多人一有痤瘡、口腔潰瘍、便秘、鼻炎等病症，都認為是火氣大，便吃清熱解毒的藥。結果，越清寒氣越重，越清氣血越凝滯不通，小毛病從此就成了疑難雜症。

的用藥途徑。特別是寒性體質的人，打點滴時更要慎重。

產後的女人更需要關心

許多體質虛寒的女性朋友，都有產後調理失當、過早接觸冷水，或者受了風寒的病史。

產後的女人，身體處於一個特殊時期。有所謂「產前一籠火，產後一塊冰」的說法，意思是分娩是一個耗氣傷血的過程，就如同從母親的體內分一籠火出來。嬰兒出生之後，媽媽又要用大量的氣血來生產乳汁，日夜照料孩子又引起睡眠不足，還會影響氣血的生成。這些因素都使產後的女人處於氣血相對虧虛的時期，陽氣不足，很容易受寒。所以，我曾不只一次告訴準爸爸們，產後的女人更需要關心，也就是要做到產後的補、養、調。

補：產後氣血虧虛，陽氣不足，虛弱怕冷，正是需要進補的時候，補氣補血補陽氣。像是小米紅棗粥、花生大棗燉豬腳，就能補氣血、通乳汁，很適合產婦食用。

養：讓產婦睡眠充足，不要太過勞累，也不要太早接觸冷水，飲食上可以多吃

> 產後的女人氣血多有不足，寒氣容易侵襲而留下病根。此時的調養非常重要，重點是忌勞累、受寒、生氣。

一些溫補的食物。只有這樣才能養足氣血，避免寒氣的侵襲而種下病根。

調：由於產後內分泌的變化，母親此時的心理、情緒不太穩定，加上孩子吃喝拉撒，夜間哭鬧，影響睡眠品質，很容易煩躁、憂鬱，而得到產後憂鬱症。這時，做丈夫的一定要多替妻子著想，幫助調整心理與情緒，不要惹她生氣。

祛寒事不小，溫度定死生

陽氣是生命的原動力，沒有陽氣就沒有生命。如果在正常體溫的基礎上，想辦法讓體溫提高一度，我們的免疫力就會增強五到六倍，許多疾病也將離我們遠去。

寒氣侵入人體之後，會損傷陽氣，導致其溫煦不足，抵抗力下降。陽氣不足的客觀指標，就是體溫的下降。

日本著名的健康養生專家石原結實指出，近五十年中，我們的體溫降低了近一度。體溫的降低，妨礙了體內脂肪酸、尿酸等廢棄物的燃燒、排泄，引起高血脂、糖尿病、痛風和高血壓的發生。因此，如果在正常體溫的基礎上，讓體溫提高一度，人體免疫力就會增強五到六倍，許多疾病將離我們遠去。

人之將死，其體必冰

大家可能讀過一些名醫的故事，羨慕他們有起死回生的本領。其實他們之所以有回天之術，就在於他們善於找到起死回生的一些徵兆。比如，雖然四肢已經冰涼，但胸口還有熱氣，這是心跳未停的徵兆；雖然久久沒有動靜，但鼻孔尚有一絲氣息，這是呼吸未停的徵兆；雖然已經收殮入棺，但滴出來的血液卻是鮮紅的，這是血液還在循環的徵兆……。有了這些徵兆，名醫才敢斷定，病人並未真正死亡，因而才能用針法、灸法等，將病人從鬼門關前拖回來。

說到底，還是陽氣的作用。胸口的熱氣、鼻孔的氣息、鮮紅的血液，都是陽氣一息尚存的徵象。如果人真的死了，只會剩下陰冷冰涼的肉體。死亡之所以叫做「斷氣」、「命歸陰」，就是這個道理。因此，陽氣是我們的命根子，人有陽氣則生，陽氣絕則亡。及時驅寒，保護陽氣，就是保護我們的生命。

陽氣是我們的命根子，人有陽氣則生，陽氣絕則亡。及時驅寒，保護陽氣，就是保護我們的生命。

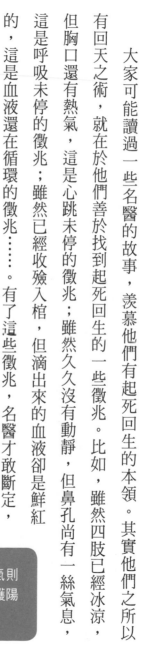

別拿感冒不當病——從「天下第一方」桂枝湯說起

《傷寒雜病論》隆重推出的第一個方子，其實是非常簡單的桂枝湯，只有桂枝、芍藥、炙甘草、生薑和紅棗五味藥組成。但這個方，配伍嚴謹，「為仲景群方之魁」，被譽為天下第一方。

這是個調和營衛（註：營是指汗液的基礎，衛是防衛於體表的陽氣）、祛除寒氣的方子，主要適用於體質虛弱，抵抗力下降，感受風寒，有頭痛、發熱、出汗、怕風等症狀者。但《傷寒雜病論》對本方的論述極為詳盡，除了分條論述其各種適應症外，對本方的服用方法也有詳細介紹。

藥煎取汁之後，要「適寒溫」，即要求藥汁的溫度適當，不熱不涼。「服已須臾，啜熱稀粥」，服藥後喝一點熱湯，來幫助養胃、促進發汗排寒，使外邪速去而不致複感（註：即再感染、重複感染）。同時「溫覆令一時許」，要蓋上被子一段時間，避風助汗，使其遍身微微出汗，以達到最佳的發汗效果。服藥後，如果汗出病癒，剩下的藥就不用再吃了。沒有效果的，可以再「服至二三劑」。服藥時，禁食生冷、黏膩、酒肉、臭惡等物。

《傷寒雜病論》還特別論述不同病情服用桂枝湯的加減方法，以及桂枝湯的禁忌症。現在來看，桂枝湯絕不僅僅是治療體虛感冒的一般方子，它對於病後、產後體質虛弱、亞健康狀態，以及不明原因的低燒、多汗症、胃腸功能紊亂、妊娠嘔吐、多形性紅斑、凍瘡、蕁麻疹等，都有很好的效果。

從對桂枝湯的分析不難看出，作為醫聖的張仲景，對於風寒侵襲肌表這種看似輕淺的小病，是非常用心的。因為這是祛除寒氣的最佳時期，一旦處理不當，或失去治療機會，寒氣就會遷延入裏，疾病發生傳變（註：指傷寒病過程中一般和異常的發展情況。「傳」是指病情發展會循著一定的規律，「變」是指病情變化超越規律），產生合併症，甚至變為重病。

現在人們對感冒似乎並不重視，認為不用理它，反正過幾天就能自癒。有的人還會自恃身體強壯，有明顯症狀也硬撐著去上班或上課，甚至熬夜。殊不知，許多疾病便由此產生。

千萬不要拿感冒不當病。一旦感冒，就要放下工作，及時休息，保護陽氣不受侵害。同時，採取措施，把寒氣祛除體外，以免留下後患。

無寒一身輕，就能不生病

既然寒氣是諸多疾病的根源，那麼，排出寒氣，不讓寒氣滯留體內，是否就能治癒疾病？如果平時能多加防範，避免寒氣侵入人體，是否就能維護健康？答案是肯定的：無寒一身輕，這是維護健康的祕訣所在！

遺憾的是，不管是病人還是醫生，對寒氣都沒有足夠的重視。凡病則清熱解毒，已成思維定勢；動輒使用抗生素、打點滴，從大醫院到小診所，這些現象都極為普遍。寒氣的危害越來越大，越來越普遍。此風一日不除，人們就一日不能得到健康。

觀念的轉變是關鍵。只要瞭解排出寒氣的重要性、如何排出寒氣，便能於日常生活中實行。我歸納了排出寒氣的方法，簡單易行的大致有以下幾種：

藥物排寒法：藉由服用具有溫熱發散性質的中藥，來溫補陽氣，疏通經絡，排出寒氣。這是驅寒的主要方法，既能祛除入侵肌表的新寒，又能祛除淤積在臟腑、經絡的陳寒。

食療排寒法：用美味可口的藥膳，來增加體能，補益血氣，排出寒氣。

針灸排寒法：利用針刺特定的穴位，激發經氣，或用艾條、艾絨直接溫灸某些穴位，驅散寒氣。

推拿按摩排寒法：與針灸原理一樣，利用推、拿、揉、搓、點、按等手法，刺激穴位，激發經氣，排出寒氣。

刮痧排寒法：用刮痧板在人體某些表面按照一定方向進行反覆刮，使皮膚出現紅色斑點或淤血斑塊，以此來舒經活絡，活血化淤，祛寒排毒，激發正氣，這是打開寒氣排出通路的有效方法。

拔罐排寒法：以罐為工具，排出罐內空氣形成負壓，然後將其吸附於俞穴（註：人體臟腑經絡之氣，即體內流通能量輸注於體表所在，也是中醫施術的部位）或應拔部位的體表，進而產生吸力，使局部皮膚充血，以達到舒筋活絡、行氣活血、消腫止痛、祛風散寒的目的。

薰蒸排寒法：透過體表的薰蒸，使毛孔開放，肌表溫煦，血氣循環加快，進而排出寒氣。

運動排寒法：散步、慢跑、登山、游泳等，可以使氣血暢通，汗孔開放，直接祛除寒氣。

無寒一身輕是維護健康的祕訣。但不能有病就只靠抗生素、打點滴或清熱解毒的藥，在日常生活中就有許多自然的排寒法可以試試。

音樂排寒法：音樂既可以調節情緒，穩定心境，又可以調節神經和內分泌功能。而且，音樂透入人體後，可以激發潛能，增加能量，促使寒氣的排出。

保護陽氣是維持健康的基礎

陽氣是排寒的根本動力。寒氣侵入體內，能否及時排出，與陽氣關係很大。陽氣不足，單靠外力是很難徹底排出寒氣的，一旦養足了陽氣，再透過合適的方法，就能把陳寒排出，達到健康的目的。

沒有陽氣就會失去生命。《內經》說：「陽氣者，若天與日，失其所則折壽而不彰」。失去陽氣，人就會折壽而短命。明代醫家張景嶽說：「天之大寶，只此一丸紅日；人之大寶，只此一息真陽」，他把人體的陽氣比作是太陽。沒有陽光，萬物就會失去生機；沒有陽氣，人便會失去生命。因此，我們一定要注意保護好陽氣。有人把《傷寒雜病論》的核心思想概括為「扶陽氣，存津液」，是有一定道理的。因此，要想從根本上維持健康，也要從保護陽氣著手。

> 保護陽氣是維持健康的基本條件，防止寒氣侵襲、補足氣血、睡眠充足、健康的生活與飲食方式等，就是扶陽氣的方法。

保護陽氣，首先要防止寒氣的侵襲。寒氣最容易損傷陽氣，一旦發現寒氣的蛛絲馬跡，就要及時祛除。其二是要補足氣血，氣血充足了，陽氣的生成便有了物質基礎。第三是要確保睡眠充足，使陽氣得到養護。第四是要有健康的生活方式，如常熬夜、縱欲過度、喜食冷品等，都會耗散陽氣。若從臟腑的角度考慮，保護陽氣，重點在於養護好肺、脾、腎三臟，這些將在後面詳細介紹。

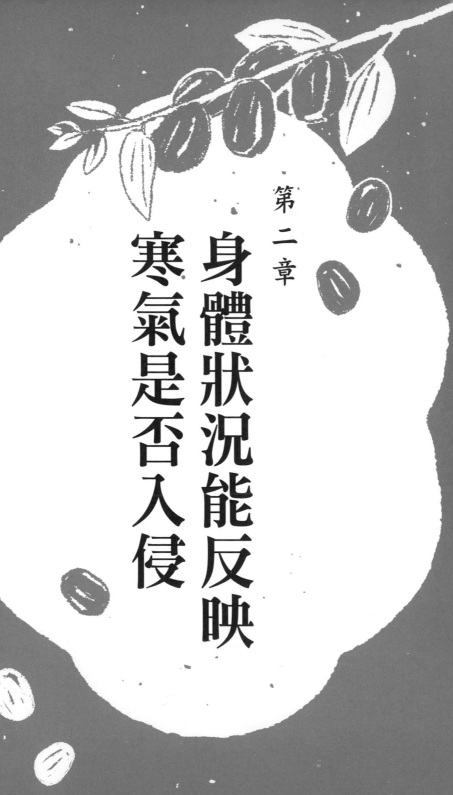

第二章

身體狀況能反映寒氣是否入侵

祛除寒氣，不要等身體出現了症狀才開始處理。我們需要隨時根據氣候和環境的變化，為身體噓寒問暖。必要時，還得掌握一些養生的技巧，排寒扶陽。要想充分落實，必須得回到正確的生活方式上。這世間有什麼靈丹妙藥，能比得上順應自然、合乎天道呢？

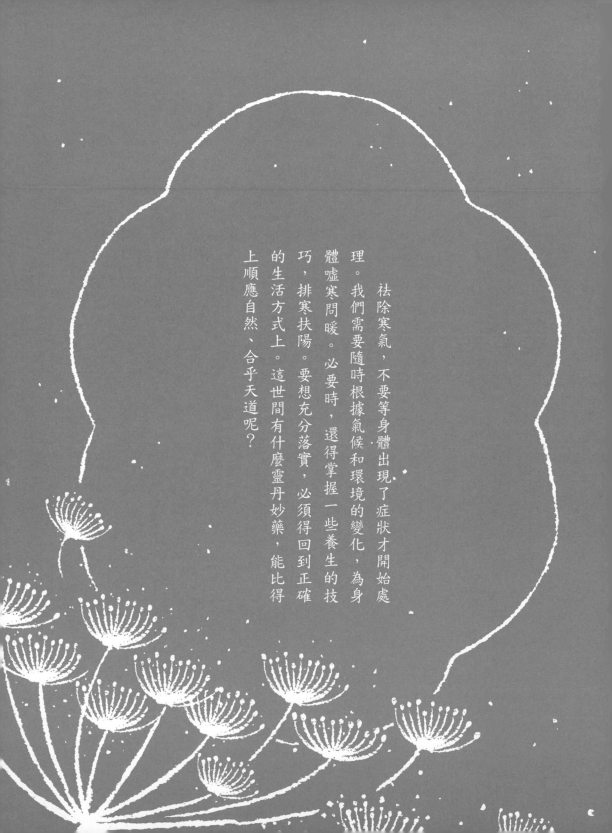

學會看臉色和舌苔

只要能掌握疾病的規律，學會望診方法，懂得判別臉色和舌象的差異，日常中就能診斷一些常見病症，為家人和朋友節省看病的費用。

中醫診斷疾病，有望、聞、問、切四種方法。四診中，望診排在第一位，是非常重要的一種診法。「望而知之謂之神」，意思就是說，如果看到一個人就能知道他身體是否健康，氣血是否充實，陰陽是否平衡，哪一個臟腑有病，甚至指出是什麼病，那這位醫師絕對是一流的診斷水準，可謂是「神醫」。

其實，只要掌握了疾病的規律，學會望診方法，懂得如何看臉色和舌苔，就能診斷一些常見病症，節省一筆診斷、檢查的費用。這裏告訴大家的，就是根據臉色和舌象來判斷是否陽虛，體內是否有寒氣的簡單方法。

判斷臉色的方法

首先說臉色。我們黃種人正常的臉色是微黃透紅、明潤光澤的。當然，由於遺傳、體質、年齡、職業的不同，正常臉色也有所差別，有的偏紅、有的偏黃、有的偏白、有的偏黑……，但總以明潤含蓄為特點。明潤是指臉色光明潤澤，是精氣充盈的表現；含蓄是指臉色隱含於皮膚之內而不特別顯露，是精氣內含而不外洩的象徵。當發現自己或親友的臉色與平時有較大改變，在排除了正常的外來影響因素之後，就要考慮疾病或亞健康的可能。

以下幾種臉色，往往顯示陽虛而有寒氣。

臉色白：這是由於臉部微血管充盈不足而引起。中醫認為，這大多為虛寒或失血所致。臉色白而虛浮，屬於氣虛、陽虛；臉色蒼白而枯槁，屬於血虛。氣血不足，內裏必有虛寒，多見於久病體虛、大出血、慢性腎炎、呼吸系統疾病以及有貧血傾向的人。

臉色萎黃：若是臉色萎黃、沒有光澤，常表示脾虛、氣虛、血虛，也見於寒濕內停。

臉色青：臉部青筋顯露，或整個臉色發青，見於受寒、驚風、氣血淤滯、劇烈疼痛等，都表示體內有寒氣。

臉色嫩紅：一般來講，臉色紅赤代表有熱，但也有的人整個臉部浮白，而顴骨周圍嫩紅，往往是內寒深重、陽氣浮越的表現。

臉色黑：腎虛有寒、淤血水飲停積的人，往往臉色發黑。嚴重者如尿毒症末期的患者，輕者如熬夜後眼圈周圍發黑、狀如熊貓的人，都有血淤寒積的表現。

舌象這樣看

再說舌象。舌診內容很多，分別包括舌質和舌苔的神、色、形、態等。正常的舌象，是淡紅舌，薄白苔。具體說來，淡紅舌是指舌色淡紅，舌體柔軟，活動自如，鮮明潤澤，不胖不瘦；舌苔薄白，則透過舌苔，可以隱約看出淡紅的舌底，並且舌苔顆粒均勻，乾濕適中，不黏不膩。

以下舌象，表示陽虛有寒氣。

舌色淡白或嫩白：這種舌頭的顏色比正常的淡紅舌要淺淡，甚至是明顯地泛白色，往往是血氣不能充盈舌部的表現，見於氣血虧虛、陽虛寒積之人。

舌色青紫：舌頭顏色發青，或帶有紫氣，或紫色，同時舌頭潤澤而不乾燥，甚至水滑欲滴涎水，是陰寒內盛的表現。

舌苔白：白厚而膩的舌苔，表示寒濕或痰濕內停。特別是白滑而潤澤者，表示寒飲水積。

另外，不管舌苔的顏色是黃是白，是灰是黑，只要舌臉潤澤，口不乾渴，甚至口水難禁，水滑欲滴，都說明陽虛而有寒氣。

對於臉色和舌象而言，語言的描述往往不及真實的形象更加生動。因此，課堂上我常建議學生，購買一些相關圖片和影片，反覆觀看，經常演練。

> 不管舌苔的顏色是黃是白，是灰是黑，只要舌臉潤澤，口不乾渴，甚至口水難禁，水滑欲滴，都說明陽虛而有寒氣。

「冷不冷」是判斷有無寒氣最簡單的方法

鞋子合不合適，只有腳知道；身體狀況如何，陽氣虛不虛，有沒有寒氣，也只有自己最清楚。醫生所能做的，就是幫病人發現這些徵象。而判斷體內有無寒氣，最簡單的方法就是問一問「怕冷嗎？」。

無論是在醫院替患者看病，還是在家裏接受親友諮詢，我都會問：「您平時怕冷怕熱嗎？」時間久了，連女兒都會笑我：「你這個中醫也太簡單了，凡是病人都問怕不怕冷、怕不怕熱。」

這絕不是客套的噓寒問暖。怕不怕冷熱，對於判斷是否有寒氣非常重要。陽盛則熱，陰盛則寒，陰虛則熱，陽虛則寒……，病人的冷熱，恰恰反映了體內陰陽盛衰的狀況。

怕冷的原因有兩類：一類是陽氣虧虛，體內「燃料」不足，溫煦身體的熱度不夠，這就是「陽虛則寒」；另一類是外來陰寒之氣入侵，損傷了人體的陽氣，導致怕冷，這就是「陰盛則寒」。總之，只要感覺怕冷，就表示陽虛有寒氣。

怕冷有惡寒、畏寒之分

我遇到過許多怕冷的病人。有的是全身怕冷，稍一吹風，稍一受涼，就會感冒流鼻涕；甚至有的人大熱天穿著厚外套來找我看病，還凍得直發抖。有的晚上必須穿著毛褲、襪子才能睡著，否則凍得不行。當然，這只是極端的例子，很多人只是比別人怕冷，比別人容易受涼。

然而，全身怕冷是反映整體陽氣虧虛，體內有寒氣。局部怕冷，則反映相應的臟腑氣血不足，內有寒氣。比如，有人背部特別怕涼，背部中間有像手掌大小的一塊地方，總是冰冰涼涼的，非常難受，到處求治而不能解決。其實，這正是陽虛有寒、水氣不化、水飲停積的表現。在《傷寒雜病論》裏對這早有定論：「夫心下有留飲，其人背寒如掌大」。至於治療方法也非常簡單，「當以溫藥

怕冷的原因有兩類：一類是陽氣虧虛，身體的熱度不夠；另一類是外來陰寒之氣入侵，損傷了人體的陽氣，導致怕冷。

和之」。

我喜歡用《傷寒雜病論》中的苓桂術甘湯：茯苓三十克、桂枝三十克、炒白朮三十克、炙甘草十五克，水煎二十分鐘服用，三～五劑就可見效。有人常說自己胃部冰涼，像一個冷水袋放在裏面，甚至有時還咕咕作響，這是脾胃陽氣虛、寒氣結聚於胃脘（註：相當於上腹部，胃脘痛即俗稱的胃痛）的表現，多見於胃潰瘍，只需要溫中散寒就可以緩解症狀。而有些醫生不知道這些，一見是胃潰瘍就清熱養胃，往往是越治越重。還有的人腹部怕冷，特別是有些女性，經期時小腹部冰涼冷痛，這一定是寒氣凝結的表現，千萬不要一味地活血化淤。有的人腰部怕冷而疼痛，這是腎經有寒。有的人常見頭痛而怕風怕冷，這是寒氣傷了頭部血脈。

需要注意的是，對於怕冷這一種症狀，中醫有惡寒和畏寒的區別。如果怕冷，但加件衣服、多蓋床被子、用個電熱毯就能有所緩解，那就是畏寒，表示陽氣虧虛、內裏有寒。如果這些方式都無效，通常還伴有發熱、寒顫，則是惡寒，是外來邪氣侵襲人體，邪氣在表的反映。

胃潰瘍是脾胃陽氣虛、寒氣結聚於胃脘的表現，只需要溫中散寒就可以緩解症狀。

另有一些特殊徵象，也可以看做是怕冷，表示有寒氣的存在。一種是病人身上熱乎乎的，但又總想添衣加被，說明他內裏有寒。另一種是病人雖然怕冷不顯，但整體來說比較喜暖，身體局部發冷的地方，總想搓搓手或抱個熱水袋才覺得舒服，這也是寒氣的特徵。

對於陽虛，輕者可經常喝一點生薑紅糖湯，或者用第三章介紹的藥膳，也可補足氣血，排出寒氣。嚴重的，就要用中藥湯劑來進行調理了。

一問寒熱二問汗

我常告誡學生，要做一個好醫生，必須瞭解病人的冷暖。這不僅是醫德的要求，也是辨析寒熱、提高醫術的重要環節，不可輕忽。對於一般讀者而言，知道了判斷自身寒氣的最簡單法則，就不會一見口腔潰瘍就去喝涼茶清火，也能避免被那些不問寒熱、不辨陰陽的庸醫所誤。

寒熱極為重要，在明代醫家張景嶽的《十問歌》裏，它是列在第一位的。「一問寒熱二問汗」，可惜在好多中醫那裏都沒有得到

一般人知道了判斷自身寒氣的最簡單法則，就不會一見口腔潰瘍就去喝涼茶清火，也能避免被那些不問寒熱、不辨陰陽的庸醫所誤。

重視。

明代醫學家張景嶽歸納前人問診的要點為基礎，寫成《十問歌》，後人又將其略做修改補充為：

一問寒熱二問汗，三問頭身四問便。
五問飲食六問胸，七聾八渴俱當辨。
九問舊病十問因，再兼服藥參機變。
婦女尤必問經期，遲速閉崩解可見。
再添片語告兒科，天花麻疹全占驗。

《十問歌》內容言簡意賅，可做為問診的參考。但在實際問診中，還必須根據患者的具體病情靈活詢問，不能千篇一律地機械化套問。

手腳能發現寒氣的蛛絲馬跡

中醫認為，頭為諸陽之會，四肢為陽氣之末。也就是說，人的四肢是陽氣灌溉的終點。只要手足溫熱，陽氣就比較充足。四肢溫度不夠，則表示陽氣不足，內有寒氣。

買葡萄時，要想知道葡萄甜不甜，最簡單的方法就是挑整串葡萄最頂端的一個嘗一嘗，如果這個葡萄是甜的，那整串葡萄就應該沒有問題。

同樣的道理，有經驗的中醫師，要想知道病人陽氣虛不虛、體內有沒有寒氣，最簡單有效的方法就是摸一摸他手足的溫度。因為中醫認為，頭為諸陽之會，四肢為陽氣之末。也就是說，人的四肢是陽氣灌溉的終點。只要手足溫熱，陽氣就比較充足。四肢溫度不夠，則表示陽氣不足，內有寒氣。

醫生用手感知出來的手足溫熱程度，一般分為手足不溫、手足冰涼和手足厥冷三個層次。

手足不溫：手足的溫度比正常溫度低，感覺不暖和，這往往是陽氣虧虛的先兆，可能有輕微的寒氣。

手足冰涼：手足的溫度明顯降低，摸起來是涼涼的，有時還伴有濕濕的手汗、腳汗，這是陽氣明顯虧虛的徵象，表明體內寒氣很重。

手足厥冷：手足溫度極低，沒有一絲熱氣，甚至未觸摸到手足便感覺到絲絲涼氣，有些人的肘關節、膝關節之下都是冰冰涼涼的，這是陽氣極度虧虛、陰寒極盛的表現，往往見於心絞痛、休克等急危重症。

也有一些手足心發熱的人，雖然手腳溫熱甚至發燙，總想摸住涼的東西才覺得舒服，但這類人特別怕冷，容易出虛汗，這也是陽虛有寒氣的表現。因為他的陽氣太虛了，不能回納，反而浮散於外，手腳便出現虛熱的假象。

當然，一些特殊情況需要分辨。比如，有些容易生氣的女性，平時打嗝、噯氣，

> 手足溫熱程度可分為手足不溫、手足冰涼和手足厥冷三個層次。也有一些手足心發熱的人特別怕冷，容易出虛汗，這也是陽虛有寒氣的表現。

生氣後會突然昏厥，或者突然腹痛，馬上就要大便，便後疼痛緩解。這類人也會伴有手足冰涼甚至厥冷，但沒有怕冷、精神委靡等陽虛寒氣徵象，這是肝氣鬱結、陽氣不能通達四肢的表現，不屬於內有寒氣的範疇。

陽虛有寒，寒積發渴

口渴不渴能反映我們身體的健康狀態。口不渴，或者口渴而不想喝水，或者想喝熱水，都表示我們體內陽氣不足，寒氣內存。

「嘴巴乾不乾，想不想喝水，想喝熱水還是冷水？」，中醫看病時常會這樣問。也許你會感到奇怪：自己不是糖尿病，不是尿崩症，也不是乾燥症候群（註：一種自體免疫疾病，特色為淚腺和唾液腺分泌減少，形成乾燥性角膜結膜炎和口腔乾燥），怎麼醫生盡問一些不相干的症狀呢？

其實，對於中醫而言，瞭解病人口渴不渴，對於判斷身體的氣化狀態極為重要。

口渴反映身體的健康狀態

氣化，這是一個非常複雜的名詞術語。在中醫學中，氣化指的是人體內氣機的運行變化和升降開闔，如臟腑功能的實現、氣血津液的輸佈、經絡的流注等。氣化，還可以專用於概括某些器官的特殊功能，如三焦對體液的調節稱「三焦氣化」，膀胱的排尿功能稱「膀胱氣化」等。

我們都知道，人體內有大量的水液，這些水液只有不停運動，才能發揮其正常生理功能，一旦停止運行，就會形成水腫、積液、痰涎等。而水液運行的一種重要形式，就是要在陽氣的溫煦作用下，化成水氣。這一過程主要依賴於腎陽的作用，稱為腎的氣化。

可能大家都有這樣的經驗：在天熱、乾燥的時候，容易感到口渴，而在冬季，一般不易口渴。因此，如果生病時不感到口渴，往往表示陽熱不盛，甚至寒氣內停；體內氣候不熱，所以就不渴。如果覺得口乾，但又不想喝水，或者只是想用水潤一潤口唇，並不想咽下，也表示有寒，或者是淤血阻滯。這是因為有寒氣，水不能化，因而拒絕更多的水進入體內。

如果口渴想喝水，則又分為兩種情況：想喝冷水者表示熱盛陰虛；想喝熱水，甚至滾燙的水，那是體內陽氣虛竭、寒氣太盛的表現。因為體內陽氣不足，不能藉由蒸騰作用將水液化為水氣，水就不能向上運行到口腔，產生滋潤作用。對這種口渴一定要注意，不能補水，而應該補火——及時溫經回陽，祛除寒氣。

因此，口渴不渴能反映我們身體的健康狀態。口不渴，或者口渴而不想喝水，或者想喝熱水，都表示我們體內陽氣不足，寒氣內存。我曾遇到過一些乾燥症候群的病人，口很乾渴，但卻喜歡喝熱水，怕冷也比較明顯，其他醫生用滋陰的方藥也無效，而我判斷為陽虛有寒，利用溫陽散寒，最後就藥到病除了。

> 口不渴，或者口渴而不想喝水，或者想喝熱水，都表示我們體內陽氣不足，寒氣內存。如果口渴想喝冷水，表示熱盛陰虛；想喝熱水，表示陽氣虛竭、寒氣太盛。

大小便也是健康的指標

大小便是人體最主要的排泄物，前後二陰又是由腎直接主司。因此，大小便的狀態就成了反映健康狀況的指標。

在沒有現代生理解剖知識的古代，中醫對生命和疾病現象的探索，主要是用整體的、動態的、類比的方法。比如，體內陽氣到底虛不虛，有沒有寒氣，不可能把活體剖開來觀察，即使剖開了，也檢測不到陽氣、寒氣。

那是不是就沒有辦法瞭解體內的陽氣、寒氣狀況了？當然不是，除了前述的判斷方法外，詢問病人的大小便情況，也是行之有效的方法。這些都屬於「司外揣內」的研究方法，也就是透過觀察病人外在的症狀體徵等疾病表現，來推測、體悟其內在的疾病情形，歷代醫家在這方面累積了豐富的經驗。

《傷寒雜病論》有這樣一句話：「傷寒噦（註：呃逆，即乾嘔噁）而腹滿，視其前後，知何部不利，利之即愈」，就是強調觀測大小便的狀況，看哪裡不通，並確定相應的通利之法。

從排便狀況看健康

大小便是人體最主要的排泄物，前後二陰又是由腎直接主司。因此，大小便的狀態就成了反映健康狀況的指標。以下分述各類大便異常情況。

- 大便總是稀溏不成形，有時散爛如泥，甚至清稀如水，平時又怕冷、腹部不適者，屬於脾腎陽虛，寒氣內停。
- 大便中經常夾有不消化的食物，如吃玉米，大便中就有玉米；吃胡蘿蔔，大便中就有胡蘿蔔殘渣——中醫把這叫做完穀不化，是脾陽虛寒的表現。
- 大便難以控制，稍一緊張、受風，馬上感到腹痛，腹痛就想大便，大便後腹痛緩解——這叫痛瀉，與脾虛肝旺有關。
- 大便次數多而沒有腹痛感覺者，也多屬於脾腎陽虛；大便中經常夾有白膜、膿血，但肛門並無灼熱感者，也屬於陽虛有寒。

- 大便雖然不乾，兩、三天才能一解，並且排便無力，便後非常困倦，感到頭昏乏力，屬於陽氣虧虛，千萬不能濫用大黃、番瀉葉來通便，因為這些藥可能更加損傷陽氣。
- 老年人便秘，大便乾結像羊屎，伴有怕冷明顯，腹部發涼者，屬於腎陽虧虛，不能輕易使用瀉藥，應當找有經驗的中醫師辨證調治。
- 女性便秘，大便四、五日不解，也沒有特別不適的感覺，且臉色偏白者，有可能屬於血虛，補血就可以使大便通暢。這是治本的方法，用瀉藥只會痛快一時，之後更加難解。

以上所述大便異常的情況，均是臨床常見，多表示陽虛有寒。至於診察小便的意義和方法，請詳見第四章。

陽氣虛不虛，夢中露玄機

中醫藉由辨析夢境來診病，存在著悠久的歷史。在《內經》裏早就有論述：「陰陽貴乎協調，陰平陽祕，精神乃治。若陰陽失調，則可致夢」。如果陰陽不協調，就會產生夢。因此，透過夢的分析就能判斷人體陰陽的狀態。

夢是我們熟悉的，也是神祕的。千百年來，人們一直都在試圖弄清夢，特別是一些奇怪的夢所蘊涵的意義。

陽虛的夢境

作為醫生，我喜歡從身心健康的角度來分析夢境，從中捕捉一些疾病的信號。比如在診治失眠的過程中，我經常詢問患者是否經常做夢，有沒有噩夢，做什麼樣的夢，以及夢醒後有沒有特別不適的感覺。藉由辨析夢境，經常可以發現一些虛寒徵象。陽氣虛不虛，也是可以藉由夢境透露玄機的。以下便是幾種夢境的分析。

- 女性經常夢見死去的人，有的是親人，有的是不相干的人，但在夢中也知道自己身處夢境，並不害怕。這一般是陰氣重、陽氣虛虧的表現。
- 中、老年男性，常夢見腹脹，欲解小便，到處尋找廁所而不得，找到廁所又因種種原因不能順利排出。這是受憋尿的刺激所致，也表示腎氣虧虛，有前列腺疾病之虞。
- 女性夢見和不認識的男性發生關係，醒後覺得非常難堪；男性朋友夢裏有性行為，這些其實都是陽虛的表現。
- 經常夢見自己站在雪地中，渾身冷得發抖，卻總找不到暖和的地方，找不到可以添加的衣物，這往往是體內有寒氣的典型夢境。
- 經常夢見自己身處水中，或者在河裏、海裏，或者被洪水困住，總也得不到解脫。這是陽氣虧虛、水寒之氣氾濫的表現。
- 夢到被人追逐，拼命想跑，卻如身陷泥沼，怎麼也跑不動，著急、心慌，甚至醒來後還感到心驚肉跳。這往往是過度緊張、心氣不足的表現。這類型的人如果平時手涼怕冷，那就是心陽虛。

- 夢見從高空墜落，久久不能落地，落地時有心中發虛、惶恐不安的感覺，有的因此伸腿而被驚醒。在小孩，這往往是長高的徵兆；在成人，則往往有失落感，或者是上熱下寒，心腎不交（註：腎陰不足或心火擾動，兩者失去協調，多見於神經官能症及慢性虛弱病人）的徵象。
- 經常夢見自己走路時忘了穿鞋子，使足部疼痛，灼熱，非常難受；或者行走在沙礫上，光著腳極為不適，這是陽虛、虛陽外越的表現。
- 夢中與人爭吵，覺得特別生氣，特別困倦，表示壓力過大，肝鬱氣滯，也有陽氣不足的可能。
- 經常睡不著，一睡著就連續做夢，但記不清確切的夢境內容，早晨起來頭昏腦漲，思緒不清，心慌腰痠。這往往是腎陽虧於下、心火亢於上的表現。

陽氣虧損的特色除了常做夢外，還會老想睡覺。因為如果陽氣不足，就會疲倦困乏，缺少活力。

這樣的說法有沒有道理呢？筆者通過臨床實驗證實，凡是遇到上述夢境，就要注意陽虛的可能。再結合望、聞、問、切，辨析五臟陰陽氣血的狀況，許多病例，都透過溫補陽氣的方法得到了解決。我最常用的方子就是桂枝甘草龍骨牡蠣湯——桂枝三十克、炙甘草三十克、生龍骨三十克、生牡蠣三十克。方子很簡單，卻很有效。

其實，中醫透過辨析夢境來診病，有著悠久的歷史。在《內經》裏早就有論述：「陰陽貴乎協調，陰平陽祕，精神乃治。若陰陽失調，則可致夢」。如果陰陽不協調，就會產生夢。因此，透過夢的分析就能判斷人體陰陽的狀態。

陽氣虧損除了愛做夢外，還有一個特點，就是總想睡覺。《黃帝內經》指出：「陽氣者，精則養神」，意思是說，陽氣充足是精力旺盛、神安志和的基礎。如果陽氣不足，就會疲倦困乏，缺少活力。《傷寒雜病論》談到的心腎陽虛的少陰病，其主症就是「脈微細，但欲寐」，總想睡覺。

如果總是覺得精力不足，容易疲倦，甚至睡眠增多，說明陽氣已經虧虛了，需要找到原因，及時診治。

若是遇到代表陽虛的夢境，可以用桂枝甘草龍骨牡蠣湯溫補陽氣。

從夢境能預知可能的疾病

夜深人靜是感知身體資訊的最佳時機，特別是人在入睡後，身體基本處於休息狀態，傳到大腦的興奮資訊大大減少，因而，此時病灶發出的病理資訊比在覺醒狀態更容易引起大腦的知覺，大腦對疾病早期的微弱刺激也變得敏感起來，有時候就以夢的形式反映出來。因此，夢是窺視人體健康與否的一個視窗，是讓自己與身體交流的方式之一。

如果在睡眠時多次出現類似以下情節的夢境甚至噩夢，且夢後又有不適的感覺，就應當注意，要及時進行全面的身體檢查。

- 經常夢見自己從高處墜落，心中恐慌緊張，沒掉到地面就被驚醒，就有隱藏性心臟病的可能。
- 夢見被人追趕，卻怎麼也跑不快，想叫又叫不出來，表示冠狀動脈供血不足。
- 夢見身體歪斜扭曲，伴有窒息感，之後突然驚醒，感到惶恐不安，可能為心絞痛徵兆。

如果在睡眠時多次出現類似情節的夢境甚至噩夢，夢後又有不適的感覺，就應及時進行全面的身體檢查。

- 夢見有洪水氾濫，或自己陷入水中，表示有肝膽疾病。
- 經常夢見吃進不乾淨、腐敗變質的食物，引起腹痛，表示有胃病。
- 經常夢見自己騰雲駕霧，看見面目猙獰的妖魔鬼怪，表示循環或消化系統病變。
- 經常夢見大火燎原，自己身陷火中，被火灼傷，表示有高血壓。
- 經常夢見自己兩手麻痹，有可能是中風前兆。
- 經常夢見自己被關在暗室中，胸部受壓，呼吸不暢，表示有呼吸系統疾病。
- 經常夢見自己被人從後面踢傷或刺傷，醒後仍然腰痛，表示腰部或腎臟有隱患。
- 經常做夢，醒後記憶清楚，但頭昏困倦，表示體質虛弱，或神經衰弱。
- 經常做噩夢，表示過度勞累，焦慮緊張，處於亞健康狀態，必須及時休息調養。
- 經常反覆做一些內容大致相同的噩夢，往往是癌症和其他疾病的早期信號。
- 經常夢見與人吵架，發怒，表示心情鬱憤。
- 夢見旅遊、戶外遊玩，暗示厭倦工作，需要休息。
- 睡覺時會磨牙，夢見爭吵怒罵，表示有寄生蟲疾病。

第三章

氣血定溫度
溫度定生死

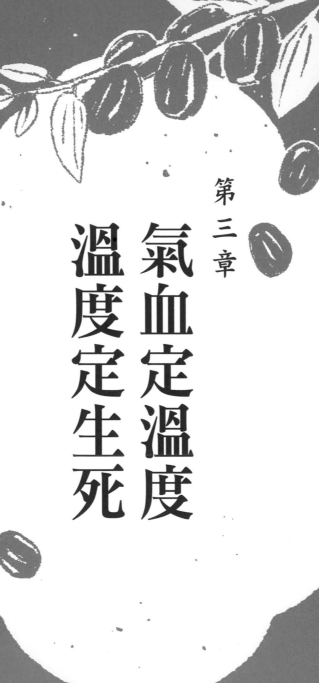

陽氣是排寒的根本動力，否則單靠藥物，是很難將臟腑和經絡裏血藏的寒氣排得乾乾淨淨的。而陽氣的生發主要依賴氣血的濡養，因此，必須先補足了氣血，把每個臟器餵得飽飽的，這樣人體才能儲藏足夠的能量，促成陽氣的生存，把寒氣從我們的身體裏徹底驅逐出去。

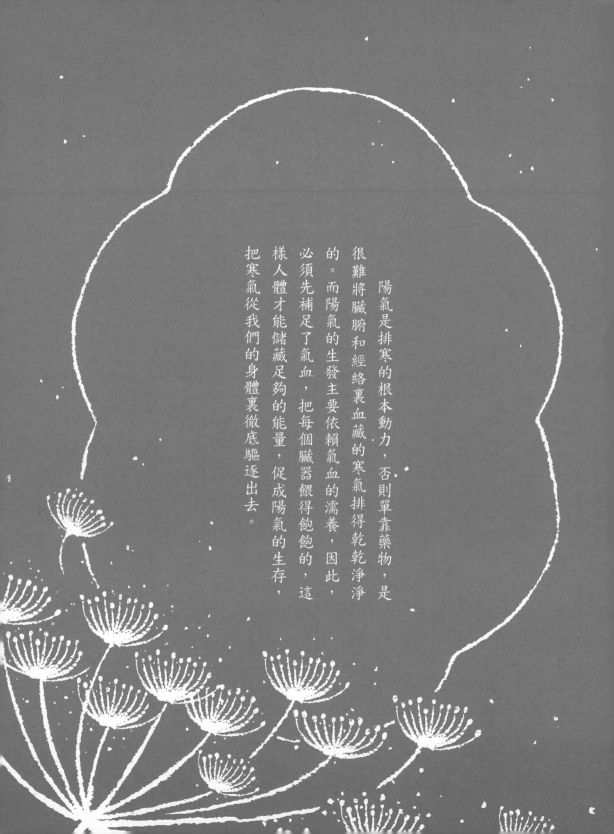

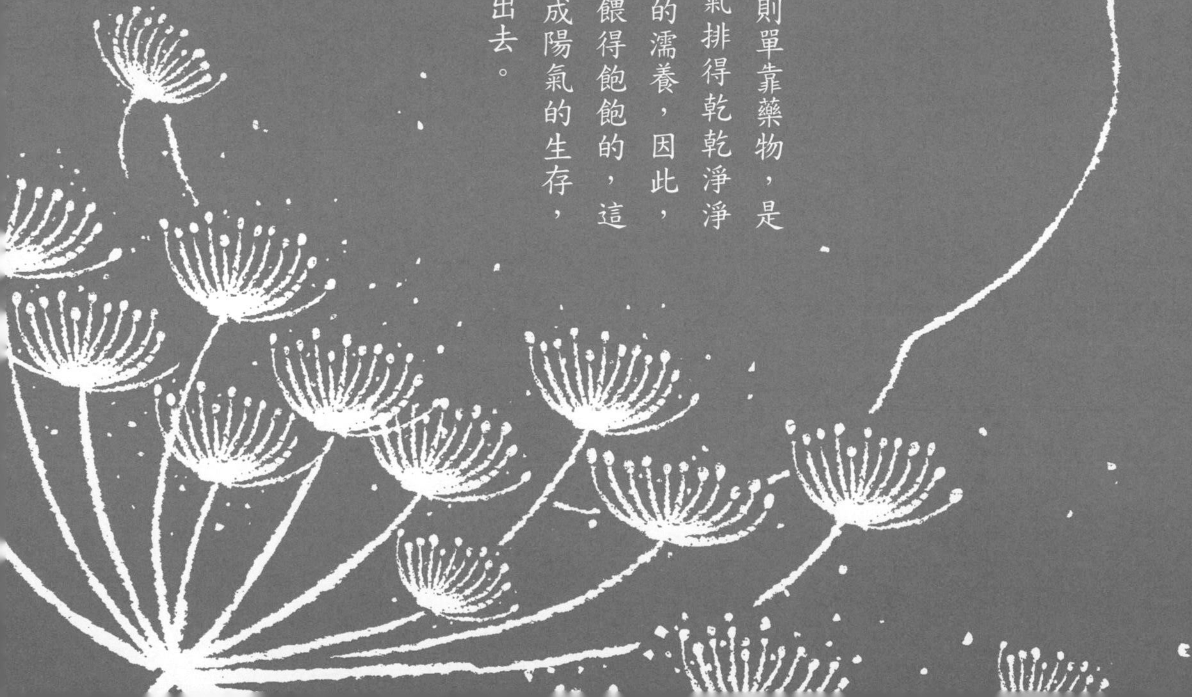

氣血不足，寒氣乘虛入

為什麼流感流行時，有的人會生病，有人卻安然無事？為什麼吹風淋雨，有人感冒發燒，有人則毫無不適？說到底，這些都與內在氣血的虧虛與否有直接關係。因此，預防疾病、維護健康、避免寒氣侵襲的祕訣，就是藉由各種方式，補足氣血，使寒氣無孔可入。

氣血決定溫度

許多人都有過發燒的經歷：渾身發燙，痠軟無力，怕風怕冷，口乾口渴，肌肉酸痛。打點滴、吃抗生素、吃清熱解毒的中藥……，大家千萬百計想把體溫控制在正常範圍內，似乎只有這樣，感冒就不請自走了。

其實在大多數情況下，發燒是身體遭受外邪入侵，氣血奮起抗爭的反映。感冒了，體內進入了大量致病的細菌和病毒，身體會調集各處的兵力——白血球，吞噬細胞來抗擊。同時，會調集運輸部隊——紅血球，把食物與營養補充品運送到前線。這個時候，溫度升高表示戰鬥在激烈進行，兵力越充足，戰鬥得越激烈，體溫就能升得越高。

如果體質虛虧，氣血不足，沒有足夠的兵力，細菌、病毒等微生物就會入侵。由於沒有足夠的白血球調配，就不能與敵人作戰；紅血球不足，則會使食物不夠供給。如此情況之下，戰鬥無力，打打停停，甚至棄械投降。這時戰鬥表面上並不激烈，表現在體溫上就是體溫不高，實際上卻是無力抗邪、將生大病的徵兆。《傷寒雜病論》說：「病有發熱惡寒者，發於陽也；無熱惡寒者，發於陰也」。發於陰的，病邪直犯肝脾腎，比較危重，必須及時救治。

有許多老年人，感到全身不舒服，酸困無力，頭痛頭昏，沒有食欲，量體溫也沒發燒。這時可不要掉以輕心，要做一下血液常規檢查，有時候會發現白血球、紅血球低於正常值。這實際上是體虛、氣血不足的表現。氣血缺少抗邪能

當感到全身不舒服，量體溫也沒發燒時，最好做血液常規檢查，有時候會發現白血球、紅血球低於正常值。這是體虛、氣血不足的表現，因為氣血缺少抗邪能力，體溫便不能升高。

力，體溫便不能升高。

在一定的範圍內，體溫升高，不僅有利於驅除邪氣，還有利於身體的修復。我們在發燒時，感到心跳會加快，這是血液運行加速的緣故。氣血運行快了，就能迅速循行全身，達到立即抗菌消炎的目的，並且會加速局部損傷的修復。同時，較高的體溫，也會限制細菌的生長，這實際上是人體的一種自我保護機制。

可見，氣血是人體健康的重要物質基礎。調理脾胃，補足氣血，才能確保一定的溫度，祛病延年。

氣血不足必然風寒內侵

許多朋友可能有這樣的經驗：某一段時間特別勞累，就特別容易感冒。其實，這是過度勞累、氣血損耗過多，寒氣乘虛而入所致。某幾天食欲不振、消化不良，此時氣血虧了，感冒也會乘虛而入。心情不好的時候也容易感冒，因為生氣、鬱悶使氣血運行不暢，虧虛不能抗邪，因此細菌、病毒乘虛而入。

這就是《黃帝內經》總結的中醫發病學規律：「正氣存內，邪不可干。邪之所湊，其氣必虛（註：正氣就是抵抗力或是免疫力，邪氣是造成身體不適的病毒、細菌或病原體，包括暑氣、濕氣、寒氣、風邪等。這句話的意思是說，當身體的正氣不足和虛弱，不能配合外在環境的變化，無法抵抗寒氣、風邪，就會造成外邪入內）」。氣血不足，必然導致風寒內侵。《傷寒雜病論》所說的「血弱氣盡，腠理開（註：腠理是指體表防禦功能），邪氣因入」，也是這個意思。

值得強調的是，風寒內侵不僅僅會引發感冒，許多疾病，包括冠心病、心絞痛、支氣管哮喘、急慢性腎小球腎炎、風濕、類風濕、慢性結腸炎等，也都與寒邪的侵入有關。

氣血不暢，會讓體內垃圾堆積如山

氣血是人體物質運輸的主要工具，氣血暢通，就能把營養運輸到全身與臟腑組織等器官，包括皮膚毛髮。氣血通暢，便能將體內各處的代謝產物送到肌表汗孔、胃脘腸道、膀胱尿路等處，最後排出體外。氣血充足且暢通的人，常常是耳聰目明，思維敏捷，臉色紅潤，頭髮烏黑光亮，皮膚細膩光潤，身體健朗。

然而，許多內外因素會影響氣血的運行。比如，寒邪能使氣血的通道凍結，濕邪能使氣血的通道阻塞，生氣會引起氣血的通道不暢，還有淤血、痰濁、燥屎、結石等，就像損壞的車輛、拋錨的船隻，如不及時清理，會嚴重影響氣血的暢行。氣血不暢，體內的廢物垃圾便不能夠及時清除，久而久之，就會堆積成山，這是許多慢性病久治不癒的根源。

一般說來，體內垃圾堆積在體表部位，皮膚的色澤就會逐漸變暗，並有皮屑、脫髮、痤瘡等症狀出現。垃圾堆積在皮下，人就會逐漸變胖，臉上出現贅肉，臉皮變厚，甚至整個身體都會均勻地胖上一圈，看起來大腹便便，肥頭肥腦。這實際上是人到中年之後，氣血虧虛、循行不暢、垃圾沉積的直接後果。

垃圾積存於血管之中，就會像多餘的廢油脂，引起血管粥樣硬化，堵塞嚴重時，影響心臟的血液供應，就形成冠心病；影響腦部的血液供應，便形成腦梗死、發生中風；垃圾沉積於經絡，導致經絡不通，形成各種以疼痛為主的病症；積存於關節，形成關節炎和痛風；積存於肺，形成慢阻肺、肺氣腫；積存於肝膽脾，則形成脂肪肝、膽結石、膽汁淤積和肝脾腫大；積存於腎，影響腎的排毒，會形成尿毒症。

現代醫學的許多病症，實際上都是由於氣血不通引起的。疏通經絡，使氣血暢

> 氣血不暢，體內的廢物垃圾便不能夠及時清除，久而久之就會堆積成山，這是許多慢性病久治不癒的根源。

行，是阻斷這些疾病的重要思路和途徑。

引起氣血不足的五大因素

我周圍的朋友中，氣血不足的人越來越多。不少人總以為人老了，年齡大了，才會虧虛，才會氣血不足。其實，這個想法並不完全正確，年輕人中氣血不足者也大有人在。

氣血不足主要由不當的生活方式所引起，以下這幾位患者的情況就很有代表性。

飲食失當：三十多歲的小李是一位計程車司機，因頭昏乏力、胃脘涼痛了一年而找中醫調理。他說自己從小胃口就很好，不管熱的、涼的，吃下去都沒有問題。由於工作的原因，他吃飯沒有規律，不按時進食。但近一年來，他感到精力明顯不如從前，頭昏、沒勁，甚至車都開不動了，總感到胃涼、噁心，不想吃飯。

小李的情況屬於氣血虧虛，胃部有寒，發病的原因與其飲食不當有很大關係。飲食沒有節制，暴飲暴食，饑飽無常，不按時用餐，或者偏食，營養不均衡，或者飲食有偏好，特別喜歡吃涼的、燙的、辣的、香的、甜的等，都會造成脾胃的損傷，導致氣血化生的能量和原料不足，時間久了，就引起氣血虧虛。

睡眠不足：一位四十六歲的女病人，是一家科技公司的業務主管，頭痛眩暈半年，經朋友介紹來醫院找我。她的臉色黃黃的，有點輕微的浮腫，皺紋非常明顯，甚至還有點老人斑，看上去不像四十多歲的人。她自己工作多年來，每晚的平均睡眠時間不超過四小時，但她自覺精力還可以，並沒有太多的不適。直到半年前開始，她覺得有些不對勁了，稍一用腦就會頭痛頭昏；晚上睡不著覺，早晨起不了床，還眩暈過幾次，噁心想吐，那種難受使她感到非常恐懼。

她的病情，無疑也屬於氣血虧虛。發病的原因是長期生活不規律，該睡不睡，使身體的血氣沒有恢復的時間，造血也沒有充足的時間。這樣，一方面是用腦過度需要大量用血，另一方面是睡眠不足沒有時間造血，氣血不能充養大腦，因而頭痛眩暈。

> 現在許多上班族因過度用腦需要大量用血，若是又因睡眠不足而沒有時間造血，氣血不能充養大腦，便會頭痛眩暈。

缺乏運動：四十多歲的鐘先生則是為減肥來找我的。他是那種白白胖胖的體型，看起來似乎很健壯，但總覺得自己氣短乏力，老是不想動彈，一天到晚都想打瞌睡。體重明顯超重，一百七十公分高，體重卻有九十多公斤。鐘先生說自己從小就不愛運動，開始上班後，長年在辦公室，坐得多、走得少，又不注意運動，於是體重直線上升。今年體檢，發現甘油三酯和總膽固醇都超標，還有中度脂肪肝，讓他不得不正視自己的健康問題。

鐘先生的情況很普遍，也屬於氣血不足。氣虛血虛，不能把體內多餘的垃圾排出體外，因而發生肥胖。而氣血不足的原因，則是因為運動量太少，經脈不能暢通，以致氣血生成的道路受阻。

勞欲過度：顧老先生因為不明原因的貧血找我調治。他來自農村，年輕時長年在外打工，伐木、修路、開礦等重活他都做過。老先生面黃肌瘦，說經常頭昏，手腳一點力氣都沒有。我翻開他的下眼瞼察看，顏色淡淡的，根據我的經驗判斷，血色素在六克左右。於是建議他到血液科進一步檢查，他搖了搖頭，說沒錢做檢查了，就開點中藥吃吃看吧！

這也是個氣血不足的病人，生病原因是體力勞動過重，長年累月過勞傷氣，氣虛則逐漸導致血的生成動力不足，最後導致氣血兩虧。除了體力勞動過度，傷氣而導致血虛之外，用腦過度也會直接引起心脾血

勞欲過度會引起精血的過度消耗，最後導致氣血不足。

虛。此外，性生活無度也會引起傷精，精血是同源的，腎精損失嚴重，必然引起氣血的不足。

邪氣損傷：陳先生也是個氣血不足的病人。他剛動過手術，氣色還沒有恢復，臉色顯得有些蒼白。他懶懶地躺在床上，說話少氣無力，稍一動就虛汗淋漓。他告訴我，自己平時身體很棒的，前不久發現腹腔有個腫瘤，到醫院開刀。醫生說由於他血管異常，手術中流了許多血，術後便感到精力不足，因而要求用中藥進行調補。

陳先生是屬於另外一類氣血虧虛——邪氣損傷。本來體質不錯的人，遇到外傷、車禍、大病、重病，或受到暴雨、風雪、低溫的傷害，都會在短期內傷耗氣血。而慢性病、消耗性疾病，則會緩慢消耗正氣，導致氣血不足。

補足氣血從健脾開始

脾胃是人的後天之本，氣血生化之源。當身體虛寒，自然會想補補氣血。但若脾胃虧虛，吃東西就不能消化吸收，再好的食物或中藥也不能傳送到體內，自然無法發揮調補之效。因此要想補氣血，首先要先把脾胃調理好。

許多人都有這樣的經歷，親人病了，身體虛了，想幫他補補氣血。當費心地買了補養食物，但病人卻吃不下去，或者吃後就腹脹、打嗝，甚至還會拉肚子，這事實上是脾胃虧虛的徵兆。脾胃虧虛，再好的東西，也就不能消化吸收。因此，要想補氣血，首先要想辦法把病人的脾胃調養好。胃口好了，吃飯香了，能消化了，補氣補血的食物或中藥就能順利到達體內——慢慢調補，氣血就會逐漸充足起來。

脾胃是人的後天之本，氣血生化之源。但脾胃也往往最容易損傷，需要根據具體情況，採取不同的調理方法。

溫中健脾

有的人胃中有寒氣，總感覺胃部涼涼的，像灌有冷水一樣，總想用暖水袋焐一焐才覺得舒服；有的人脾經有寒氣，腹部冰涼怕冷，吃一點冷東西就拉肚子。這兩種情況，都屬於脾胃虛寒，需要用溫中健脾的方法來進行調理，可以選擇一些暖性的食物、中藥，製成藥膳來吃。比如，用高良薑五克，香附十克，肉桂五克，開水浸泡三十分鐘，當茶飲用。另外，這類人要特別注意保暖，尤其是天冷時最好特別注意肚臍的保暖，以免受寒。

> 胃中有寒氣，覺得胃部涼涼的；或是脾經有寒氣，吃一點冷東西就拉肚子，這都屬於脾胃虛寒，需要用溫中健脾的方法來進行調理。

益氣健脾

有的人覺得胃不舒服，同時氣短乏力，提不上氣，氣色不佳，吃東西又不容易消化，大便不成形，有的還伴有脫肛、胃下垂，這往往是脾氣虧虛的表現，需要用益氣健脾的方法來調補。比如，黃耆十克，黨參十五克，與雞肉一起燉成參耆雞湯，味道清香，益氣健脾的功效也很顯著。大便不成形的，可以用山藥粉做粥，經常食用。

燥濕健脾

脾的主要功能是主管運化的，負責把吃進去的糧食、水果、飲料、蔬菜等，轉化成人體能夠吸收利用的精微物質，同時還把吸收的水穀精微運輸到肺和腎。

脾的運化功能失常時，首先是不能消化，吃什麼拉什麼；其次是不能運輸，水濕之氣停積在局部，甚至形成痰飲。痰濕增加了脾的運輸負擔，導致脾氣更加虧虛。因此，臨床上痰濕困脾的病人也很常見。這類人經常感到口中淡淡的，或者很不清爽，沒有味道，沒有食欲，不想吃飯，特別怕見油膩，舌苔總是厚厚白白的。

這類病人，需要用燥濕健脾的方法進行調理：可以買一些香砂六君丸（註：藥材有人參、白朮、茯苓、甘草、木香等，可治療腸胃虛寒、嘔吐清水、久瀉腹脹等症狀）來吃，也可以用陳皮五克，蒼術十克，砂仁三克，開水加蓋浸泡三十分鐘，當茶飲用。

健脾養胃

脾胃不好的人，不想吃飯，總感到嘴巴乾乾的，常要喝點水潤一潤，似乎唾液分泌不足，胃裏有時熱熱的，有燒灼感。這類人舌頭紅，舌苔很薄，甚至沒有舌苔。這是脾胃陰虛的表現，需要用健脾養胃的方法調治。可以吃沙參玉竹煲老鴨，即用北沙參十五克、玉竹十克，與老鴨一隻、調味料適量一起燉煮，吃鴨喝湯。平時則需要注意不能吃辛辣、上火的食物，比如辣椒、花椒、胡椒、酒、羊肉等。

健脾開胃

脾胃虧虛的人，主要表現為沒有食欲，吃什麼都沒有胃口，胃部有痞塞感（註：鬱悶、有壓迫感）。這時最需要開胃消食，增加食欲。中醫能增加食欲的中藥很多，如大山楂丸，不僅能消食開胃，對於高血脂和動脈硬化也有防治效果。對於小兒，也可以用雞內金十克左右，研成粉末，分兩次沖服，有明顯的健脾效果。

> 中醫能增加食欲的中藥很多，如大山楂丸，不僅能消食開胃，對於高血脂和動脈硬化也有防治效果。

疏肝健脾

有許多女性的脾胃問題，與生氣、緊張和壓力過大有關。她們經常不想吃飯，胃部飽脹，打嗝頻繁，情緒緊張時還會胃痛，甚至胸脅兩側也會脹痛。這是肝鬱的表現，需要用疏肝健脾的方法調治，服用逍遙丸或者柴胡疏肝散是比較對症的方法。

此外，到郊外活動身體，伸伸手，彎彎腰，大聲唱唱歌，把胸中的鬱悶之氣排出去，也都有一定的效果。

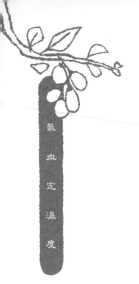

超級補血英雄

有些人臉色蒼白、唇色無華、頭髮乾枯，年紀輕輕就有了魚尾紋，手足冰涼。其實，這就是血虛的症狀，是身體在提醒我們的五臟六腑已有衰老的跡象，這時可以趕快用阿膠、當歸、紅棗等來補足氣血。

阿膠——十全大補的良藥

有一些血虛的女性，她們平時臉色發黃，缺少血色，嘴唇總是淡淡的，並且月經量少，手腳總是冰涼的，特別怕冷。尤其是在月經期後，臉色更差，頭暈乏力明顯。對於這些人，我常建議她們服用阿膠來調養。

阿膠是一味補血良藥，它與人參、鹿茸並稱中藥「三寶」，《神農本草經》中將其列為「上品」，《本草綱目》更稱它是「聖藥」。

阿膠的功效以補血為主，此外還具有滋陰、潤燥、止血、安胎、調經等功能。生活中，它既能治病，又能強身，並能達美容、養顏之效，至今仍是中醫治療血虛的首選藥物。

阿膠性質平和，安全無毒，主要成分是各種蛋白質、胺基酸和鈣。現代藥理學研究證實，阿膠能促進紅血球和血紅蛋白的形成，改善血鈣平衡，改善骨髓細胞的造血功能，防止失血性休克的發生。

阿膠調節月經的功能十分顯著。據史書記載，慈禧太后（時為貴妃）患有「血症」，月經不調，子宮出血，經御醫長期治療始終不能見效。經建議用東阿阿膠治療，沒過多久，病便慢慢好了，之後還順利產下一個男嬰，這就是後來的同治皇帝。慈禧因此對阿膠情有獨鍾，終身服用，阿膠也因此被譽為御用品。

阿膠也具有補血養顏、改善膚色的功效。唐代美女楊貴妃皮膚極好，她的祕訣就是每天都吃一道叫做「阿膠羹」的藥膳。

阿膠並不是女性的專利，對於體質虛弱的男性同樣適用。曹操的兒子曹植曾經做過東阿王，據說他初到東阿的時候，體質虛弱，骨瘦如柴，後來常食阿膠滋補，身體日漸強健。

阿膠養血滋陰，強身健體，還能延緩衰老。現代研究證明，阿膠中含有明膠原、骨膠原、蛋白質及鈣、鉀、鈉、鎂、鋅等，其所含有的蛋白質水解後，能產生十八種胺基酸，這些成分具有營養人體、防止衰老、延年益壽的作用。

有四種人特別適合服用阿膠。

血虛的人：如貧血、營養不良、體質虛弱者。這類人常見臉色蒼白或者萎黃，缺少血色，經常頭暈心慌，疲乏無力，手腳冰涼，怕冷。

出血的病人：如吐血、鼻子出血、咳嗽咳血、大便出血等。

陰虛的人：如肺陰虛或肝腎陰虛，表現為體型瘦弱，經常感到腰痠背痛，膝蓋無力，口咽乾燥，視物模糊，頭暈耳鳴，乾咳無痰，或痰中帶有血絲，手腳心煩熱等症狀。

月經不順的女性：如月經經常延遲，月經過少或者過多，經間期出血（註：指在兩次月經之間，即停經期之時，有週期性出血），以及懷孕時胎動不安，有出血症狀，分娩

阿膠的功效以補血為主，此外還具有滋陰、潤燥、止血、安胎、調經等功能。不僅女性可使用，對於體質虛弱的男性同樣適用。

後體質虛弱等。從疾病的角度而言，患有貧血、支氣管擴張、肺結核、血小板減少性紫癜（註：紫癜是指皮下出現紫色斑點瘀斑，是一些出血性疾病的主要表現）、再生障礙性貧血（註：是一種骨髓造血功能障礙性疾病）、功能性子宮出血的患者都可以服用。

也有些人不適合服用阿膠。比如，有的人脾虛，長期腹瀉，服後不容易消化，還有加重腹瀉的可能；有的人胃弱，服後會嘔吐、腹脹；有的人舌苔厚膩、痰濕較重，不適宜進補，應當忌用。此外，感冒、急性咳嗽、月經來潮時，也應停服阿膠，待病癒或經停後再繼續服用。

對於血虛需要進補，服用阿膠又腹脹不適的人，可以搭配一些調理脾胃的中藥，以促進阿膠的消化吸收。比如，將白朮十五克、橘皮十克、雞內金十克，煎湯與阿膠同服；或者服用阿膠前吃點開胃的酸菜、山楂等。需要注意的是，補氣血不能單純依賴阿膠，要想氣血充足，還必須有充足而均衡的營養，良好而足夠的睡眠。

阿膠的服用方法很多，除遵照醫生的囑咐服用外，還可以選用以下的方法。

烊化法：這是最正規、最常用的服用方法。將阿膠砸碎，放在碗中，加黃酒或清水適量，浸泡十二小時。取冰糖適量，加水化成冰糖水，濾去渣後倒入泡軟的阿膠中。然後，將盛有阿膠與冰糖水的容器放鍋中，蒸一至二小時，取出放涼後服用。一般一天服用二十至三十克，分二到三次吃。

泡酒法：將阿膠二五〇克打碎，浸泡一至二天後，加入冰糖或白砂糖、水各一百克，連容器一起放在較大的鍋內，隔水加蓋蒸二到三小時，待其全部溶化後取出即可。每日一至二次，每次服十到二十克。

打粉法：先將阿膠打成小塊，再用豆漿機打成細粉，直接用開水沖服。也可以取三克阿膠細粉，慢慢沖化到熱牛奶杯中，邊加入邊攪拌，使阿膠粉充分溶於牛奶，趁熱服用，這樣的阿膠牛奶口感香甜綿軟，非常好喝。

此外，也可以買一些成品的阿膠製劑，如驢膠補血顆粒、複方阿膠漿、阿膠軟膠囊等，按說明直接服用，比較方便。

當歸——每個家庭都該常備的大藥

當歸是名副其實的補血聖藥，歷代許多傳統的中藥方劑中都配有當歸，因此，我國古代醫藥典籍中有「十方九歸」之說。

當歸是傘形科植物當歸的根，藥用部分可分為三部，根頭部稱歸頭，主根稱歸身，支根及支根梢部稱歸尾。

當歸的功效很多，包括補血和血、調經止痛、潤燥滑腸等，而最特別的是它補血調經功能，因而歷來被認為是婦科的良藥。《本草綱目》說：「當歸調血，為婦人要藥，有思夫之意，故有當歸之名」。

我的病人中有許多月經不順、月經前小腹涼痛的，我常選用漢代張仲景《金匱要略》裏的名方——當歸芍藥散進行治療，效果非常好。嫌煎藥麻煩的，我會建議她在月經來之前的三到五天，用當歸五克，加開水三百克，浸泡三十分鐘，當茶飲用，一天一至兩次，有調經止痛的良好效果。對於那些氣色不佳、明顯虛寒、手涼怕冷、經常頭暈乏力、月經不順甚至閉經的女性，我會建議她們冬天服用當歸生薑羊肉湯進補，能明顯改善虛冷症狀。

現代研究發現，當歸主要含有揮發油和生物鹼，能興奮子宮肌、鎮靜大腦、保護肝臟，對防治維生素缺乏、治療經痛等有很好的效果。

在月經來之前的三到五天，用當歸五克，加開水三百克，浸泡三十分鐘，當茶飲用，一天一至兩次，有調經止痛的良好效果。

黃耆——物美價廉功效好的補藥

在種類繁多的補益藥物之中，黃耆是真正屬於老百姓的補藥。它價格低廉，味道甘美，既能補氣，又能生血，是一味祛病健身的良藥。

臨床上經常遇到一些處於亞健康狀態的人，年紀輕輕，卻總感到精力不足，說話聲音低低的，少氣無力，動不動就感冒，抵抗力很差。我經常向他們推薦，用生黃耆二十克，開水沖泡三十分鐘，當茶飲，最後可以把黃耆嚼一嚼後吃掉。許多人食用後反映很好，尤其是那些經常需要長時間說話的老師、演員和商人，原來說話費力、嗓子容易嘶啞，飲用一段時間的黃耆水後，聲音變得清朗，不容易嘶啞了。

黃耆的主要作用是補氣。只要是氣虛，不論是肺氣虛、心氣虛、脾氣虛、衛氣虛等，都可以使用。按照現代醫學的說法，它能夠提高人的抵抗力和免疫力，抗疲勞、抗氧化，增強耐受性。對於體質虛弱、亞健康、疲勞症候群，以及貧血、浮腫、體虛多汗、胃下垂、子宮脫垂（註：子宮經由骨盆底部不正常的突出）、脫肛、高血壓、糖尿病、慢性腎炎蛋白尿等，都有良好的效果。

黃耆也是補血英雄。在中醫理論中，氣和血是相輔相成，不能分離的。氣是血的統帥，氣足則能造血，推動血液的運行，確保血液在血管之內而不出血。血為氣之母，氣溶於血之中，血液是氣的載體，並能為氣提供營養。因此，補血離不開補氣，著名的補血方劑歸脾湯就有黃耆。

最有意思的是另一功效卓著的補血名方，叫做當歸補血湯，用黃耆三十克、當歸六克，黃耆的量是當歸的五倍，就是重用黃耆來補氣生血。黃耆不僅是補氣的要藥，還能透過補氣來生血，具有良好的補血之功。本方益氣補血，生血的效果比四物湯還要好。

正因為如此，黃耆煨大棗、黃耆燉母雞、黃耆煮黑豆等藥膳，對氣血虧虛者而言都屬補益上品，經常服用可以增強體質，改善氣色，榮顏潤膚，延年益壽，特別適用於婦女產後、年老體弱以及病後體虛者服用。

雖然黃耆是一味很好的強壯補益藥物，一般無明顯的不良反應，但因其性質溫補，易於助火。所以，感冒發熱、胸腹滿悶者不宜服用；肺結核病人，有發熱、口乾唇燥、咯血等症狀者，不宜單獨服用黃耆；孕婦也不宜長期大量服用。

黃耆不僅是補氣的要藥，還能透過補氣來生血。像是當歸補血湯就是功效卓著的補血名方，生血的效果比四物湯還要好。

紫丹參——為全家老小保駕護航

我出生在豫西山區，家對門就是伏牛山，山中生長著各種各樣的中藥。印象最深刻的，是一種開著紫藍色、像蝴蝶一樣美麗的小花，小花又聚成穗狀的中藥，它的根是紫紅色的，嚼一嚼有種甘甜的味道，煎煮以後則熬出紅色的湯汁。老人說這是一種補血的藥，叫血參根。血色不好、體質虛弱的人，就可以煎煮血參，裏面再加個荷包蛋後食用。

後來知道，血參根就是著名的中藥丹參，又叫紫丹參。它的主要功效就是補血，對於血虛者，表現為面色蠟黃、口唇指甲色淡、頭昏失眠多夢的，效果很好。並且單獨一味藥煎煮，或做成藥膳，就能產生作用。因此，古有「丹參一味，功同四物」的說法。四物指的是補血的基本方四物湯，由地黃、芍藥、當歸、川芎四種藥組成，而一味丹參，就能抵上四物湯，可見其功效之卓著。

紫丹參不僅能補血調經，其活血化淤的功效也非常顯著。我曾治療過一位七十多歲的老太太，她胃堵胃痛、吃不下飯、疲乏無力，已經一個多月，打點滴、吃中藥西藥都沒有效果。我摸了一下她胃脘的部位，她直說痛；看其舌苔暗紫，有淤滯之象，

紫丹參單獨一味藥煎煮，或做成藥膳，就能產生作用。但是服用時忌食牛奶和黃豆，否則會降低藥效。

因而判斷為血淤。於是，我便開了這樣一個方子：紫丹參三十克、檀香五克、砂仁五克，服三劑，這就是專治心胃諸痛的化淤名方丹參飲。有歌訣為證：「丹參飲中用檀香，砂仁合用成妙方。血淤氣滯兩相結，心胃諸痛用之良」。

紫丹參的常用量是十五至三十克，很少有毒副作用。可以用水煎服，也可以磨成粉使用。需要注意的是，服丹參時忌食牛奶和黃豆，否則會降低藥效。

常食枸杞，壽與天齊

枸杞子又叫杞果，是大家非常熟悉的補益中藥。《本草綱目》記載：「枸杞，補腎生精，養肝，明目，堅精骨，去疲勞，易顏色，變白，明目安神，令人長壽」。枸杞的藥用價值備受醫家推崇，臨床應用廣泛，可以治療肝腎虧虛、腰膝痠軟、頭暈、目眩、目昏多淚、虛勞咳嗽、消渴、遺精等。

枸杞的一身都是寶，它的嫩莖和嫩葉可作蔬菜，叫做枸杞菜或枸杞頭。春天，枸杞開始長出嫩芽的時候，可以取其鮮嫩的枝葉，用沸水稍煮後，加入適量調味料拌勻，作為涼拌菜食用，有補虛明目的功效。枸杞的根皮就是地骨皮，能清虛熱，退骨蒸（註：骨蒸是指熱像是從骨縫裏蒸發出來一樣，為陰虛生內熱的一個症狀）。生活中見到有的兒童陰虛，經常手腳心發熱，因而心煩，夜間睡不好，常有盜汗等現象，我建議可用地骨皮三十克，煎成藥汁，然後放入一個攪拌好的雞蛋，煮熟後加紅糖適量，讓孩子吃蛋喝湯，一週就可以見效。

當然，最具藥用和保健價值的還是枸杞子。枸杞子顯著的功效是養血、美容、明目、抗衰老。通常，人們喜歡用枸杞子泡水、泡酒或煲湯服用，事實上，枸杞子直接嚼著吃效果更好，因為用枸杞子泡水或煲湯時，由於受水溫、浸泡時間等因素的影響，枸杞子中只有部分有效成分能釋放到水或湯中，而直接嚼食，可以更加充分吸收其營養成分。

用枸杞子泡水或煲湯時，只有部分有效成分能釋放到水或湯中，因此直接嚼食，可更充分吸收其營養成分。

最適合吃枸杞子的是體質虛弱、抵抗力差的人。近視、遠視、弱視等視力不佳的青少年，以及氣色不佳的女性，也適合吃枸杞子來明目美容。枸杞子一年四季均可服用，但每次服用量不宜過大。一般來說，健康成年人每天二十克比較合適。若用於治療，每天可用三十克左右。

需要注意的是，枸杞子性質偏溫，因此，感冒發燒、身體有發炎症狀期間不適合食用。此外，枸杞滋陰潤燥，脾虛便爛者也不宜用。

仙鶴草——立竿見影的補血神藥

仙鶴草是一種多年生草本植物，生長在山坡林下、路旁、溝邊。在江浙一帶比較多見。當地人有個經驗：在田間做粗重的工作，尤其是在炎熱的夏季，許多體質不佳的人會感到極端乏力，疲憊不堪，甚至大汗淋漓。此時，趕快用仙鶴草三十克，用水煎煮，加入紅糖適量，攪拌均勻，喝下去就可以馬上緩解症狀，恢復體力。因此，仙鶴草又叫「脫力草」。

仙鶴草補血養血，能治脫力勞傷、乾嘔，血虛臉色萎黃，可單用煎服，或與大棗同用。治月經不順，與當歸、白芍配伍；用治癰瘡，與金銀花、蒲公英、紫花地丁、野菊花配伍；用治跌打損傷腫痛，則與蘇木、桃仁、大黃同用。用量是每次十五至三十克，以水煎服。

每天一顆棗，一生不顯老

從事中醫臨床之後，我幾乎每天都要用到紅棗。給病人開處方之後，經常會叮囑：放幾片生薑，放幾枚紅棗。在中醫處方裏，紅棗極為常用，它性質偏溫，味道香甜，有溫中健脾，養血安神的效果。特別是它的補血功效，一直被醫家所稱道。

婦女生小孩之後體質是偏於虛寒的，用小米紅棗粥就能具有補養身體的效果；剖腹產的婦女，喝溫熱的紅棗湯有助於排解麻藥的毒性，保護肝臟，減輕手術後的疼痛；女性常喝紅棗湯，對於經血過多引起的貧血有效，並能改善臉色蒼白和手腳冰冷的症狀；大棗對貧血與病後體虛的人也都有良好的滋補作用。

紅棗是一種營養佳品，被譽為「百果之王」。它能促進白血球的生成，降低膽固醇，保護肝臟；紅棗中含有抑制癌細胞、促使癌細胞向正常細胞轉化的物質；富含的鈣和鐵，對於防治骨質疏鬆和貧血有重要作用，因而特別適合中老年人、更年期婦女和正在成長的青少年食用；所含的蘆丁，能夠使血管軟化，而使血壓降低，對高血壓病有防治功效。此外，棗還可以抗過敏、除腥臭怪味，有寧心安神、益智健腦、增強食欲的作用。

當然，也有的人不適合紅棗進補。比如，月經期間眼腫腳腫的女性，體內痰濕偏重，不適合服食紅棗。因為紅棗味甘，多吃易生痰生濕，加重水腫。體質燥熱的女性在經期服食，可能引起經血過多而傷害身體。外感風熱而引起的感冒、發燒者，容易腹脹氣滯者，也不宜進食紅棗。紅棗糖分豐富，因此也不適合糖尿病患者食用。

紅棗是中醫裡極常用的處方，它性質偏溫、味道香甜，有溫中健脾、養血安神的效果。

花生——延年益壽的長生果

花生是人們熟知的補血滋養佳品，有延年益壽的作用，民間稱之為「長生果」。它含有大量的植物性蛋白，因而被譽為「植物肉」，並有「素中之葷」之美譽。

花生滋味香甜，性質平和，不溫不涼，可養血補虛，健脾理氣，對於營養不良、體質虛弱、貧血出血、產婦乳少等病症，都有很好的效果，是大病重病之後、手術病人恢復期、婦女孕期產後進行食補調理的上好食物。

花生特別適合於以下幾種人。

生長發育階段的少年兒童：花生中鈣含量很高，而鈣是構成人體骨骼的主要成分，多吃花生可以促進少年兒童的生長發育。花生蛋白中含有多種人體必需胺基酸，其中賴氨酸能提高智力，谷氨酸和天門冬氨酸能促進細胞發育，增強大腦記憶能力。

體質虛弱的老年人：花生中含有的兒茶素具有很強的抗老化作用，賴氨酸也能防止早衰。此外，其中含有的維生素E和鋅，有增強記憶、延緩腦功能衰退和滋潤皮膚的作用。因此，老年人常吃花生有助於延緩衰老。

產後乳汁短少的婦女：花生有補血通乳的作用，因其含有大量脂肪油和蛋白質，營養豐富，所以對產後乳汁不足的女性朋友，有良好效果。一般可與大棗、豬腳一起燉煮食用。

氣色不佳、體型肥胖的人：花生補血，養顏美容，滋潤肌膚；花生屬於高熱量、高蛋白、高纖維食物，吃花生後能產生明顯的飽腹感，因而能夠抵抗饑餓，減少對其他食物的需求，降低總熱量，達到減肥的效果。

出血、貧血的患者：花生膜中含有多種維生素，其中維生素K有止血作用，對多種出血性疾病都有良好的止血功效。花生中還含有增強骨髓製造血小板功能的物質，因而對引起出血的原發病也有一定的治療作用。

慢性肺病和便秘患者：花生能潤肺止咳、潤腸通便，這主要與花生中含有的豐富脂肪油有關，它可以潤肺止咳，適用於久咳氣喘、咯痰帶血的肺病患者。

冠心病患者及有冠心病傾向的人：花生油含有大量亞油酸，而亞油酸能使體內的膽固醇分解成膽汁酸排出體外，避免膽固醇的沉積，防止冠心病和動脈硬化的發生。花生富含的葉酸、膳食纖維、精氨酸等，也都能對心臟產生保護作用。

腸癌患者及有可能得腸癌的人：花生含有的可溶性纖維被人體吸收後，能夠像海綿一樣吸收周圍的液體和其他物質，之後膨脹成膠帶體。在其通過腸道、與許多有害物質接觸時，能夠吸附某些毒素，隨糞便排出體外。這樣就減少了有害物質在體內的積存，而減少腸癌的發生機率。此外，花生中的微量元素硒和生物活性物質白藜芒醇也可以防治腫瘤類疾病。

花生的用量，每天八十至一百克即可，生吃熟吃都可以，但以燉煮最佳。這樣既能避免破壞營養素，同時又易於消化。而花生炒熟或油炸後，性質偏熱，多吃容易火氣大。如果將花生連花生膜一起，與紅棗配合，加米煮粥，既可補虛，又能止血，對於血虛體虛者，效果更佳。

當然，花生也不是人人適用。比如，痰濕較重、容易腹瀉者不適宜多吃花生，因花生含脂肪較多，有滑腸作用；有膽囊疾病的人不宜食用花生，因花生含有的油脂，在消化時需要消耗膽汁，有可能誘發膽病加重；有血栓和血黏度高的人不宜食用花生，因花生能增進血凝，促進血栓的形成。

將花生連花生膜一起，放入紅棗，加米煮成粥食用，既可補虛，又能止血。

此外還需要注意，花生容易受潮發霉，產生致癌性很強的黃麴黴菌毒素。發現霉變花生，千萬不要吃。

羊肉——大補的美味

在徐州地區，有一個特別的飲食文化節——伏羊節，每年夏天從初伏之日開始，節日裏，徐州人吃羊肉、喝羊湯。

眾所周知，羊肉是熱性的食物，冬天吃熱騰騰的羊肉，能夠驅寒散邪，是再好不過的美食。但徐州人卻在最熱的伏天吃羊肉配辣椒，分析起來，這是與中醫的養生理論相符的。夏季，陽氣向上向外散發，因此雖然天氣十分炎熱，但內在的陽熱反而虛少，因而人在夏季「陽氣在表，胃中虛冷」，加上天氣炎熱，往往貪涼飲冷。過食寒涼、冷氣吹得過冷過久，都容易損傷脾胃陽氣。這時吃羊肉，正可以溫運脾陽，排汗排毒，將冬春季節時，鬱積在體內的寒氣、濕氣祛除。

羊肉溫補氣血的功效十分顯著。《本草綱目》記載，羊肉有益精氣、療虛勞、補肺腎氣、養心肺、解熱毒、潤皮膚等多種作用。對於肺結核、氣管炎、哮喘和貧血，

> 羊肉有益精氣、療虛勞、補肺腎氣、養心肺、解熱毒、潤皮膚等多種作用。對於肺結核、氣管炎、哮喘和貧血的患者，有良好功效。

表現為虛寒的患者特別有益。

羊肉雖然好吃，但也不是百無禁忌。風熱感冒、急性上呼吸道感染、扁桃體發炎，以及有痔瘡、便秘、小便不暢、容易火氣大的人，應當注意少吃為佳。

這裏，我向大家推薦一道名為黃耆建中羊肉湯的藥膳：羊肉二百五十克，洗淨切成塊。將桂枝十克、白芍十五克、炙甘草六克以紗布包好，再將生薑五片、大棗十枚，以上藥材共同放入煲中燉煮，將熟時加入適量鹽、調味料。吃肉喝湯，每週一至兩次。本方健脾益腎，主治虛寒胃痛、慢性腰腿痛以及前列腺增生、夜尿頻多。

豬肝——補血神品

中國民間有個特別的說法，叫做「以臟補臟」。吃鴨心可以補心血，安心神；吃羊腰可以補腎氣，壯腎陽；吃豬肺可以滋肺陰，補肺氣……。實驗證明，這種說法是有道理的。

豬肝，就是一種能夠補肝、養血、化淤、明目的食物，用於治療氣血虧虛引起的臉色萎黃、浮腫、夜盲、腳氣等症效果顯著。豬肝鐵質豐富，是補血食品中最常用的食物，能改善貧血病人造血系統的功能。豬肝中的維生素A超過奶、蛋、肉、魚等食品，因而有助於維持正常的生長和生殖機能，保護眼睛，防止眼睛乾澀疲勞，還能改善膚色，有利於美容。

豬肝性質平和，一般人都可食用。特別適合貧血、經常需要熬夜動腦，以及膚色不佳、有黑眼圈的人，但冠心病、高膽固醇血症和痛風的患者則不宜食用。

需要注意的是，肝是動物的解毒器官，裏面可能遺有毒素，因此買回的新鮮豬肝應先以清水沖洗十分鐘，然後放在水中浸泡三十分鐘。烹調時間不能太短，至少應該用大火炒兩、三分鐘，使肝完全變成灰褐色，看不到血絲為宜。當然，也不能燒得過老，以免破壞營養。

在治療貧血時，常將豬肝與菠菜、黑木耳、紅棗相配，以增強療效。

此外，雞肝、鴨肝、羊肝、牛肝等，與豬肝也有同樣的功效，可以根據自己的喜好選擇食用。

肝是動物的解毒器官，裏面可能遺有毒素，因此應以清水沖洗並浸泡。烹調時間不能太短，顏色應全變成灰褐色，看不到血絲為宜。但也不能燒得過老，以免破壞營養。

家庭補血良方

本篇由筆者精挑細選十八道藥膳，讀者可以根據自己的情況選擇使用。也可以交叉變換，避免單調。持續一段時間，體質定會有所改善。

評斷一道藥膳的優劣，需要從色、香、味、形、器、能六個方面進行考慮。這裏介紹給大家的十八道藥膳，則主要考慮效果明顯、味道可口、簡便易行這三個方面。

其一是效果明顯，透過藥膳來調補氣血，增進體質，養生防病，這是主要目的。其二是味道可口，藥膳是食品而不是藥，所以一定要美味可口，才能使人持續食用，如果藥膳很難吃，那還不如直接吃藥。其三是簡便易行，所選的材料，包括食物、藥物、調味料等，都是日常所見，隨手可得，價格低廉，因而非常適合一般人。

薑糖蘇葉飲

材料〉生薑三克，紅糖十五克，紫蘇葉三克。

作法〉1.將生薑洗淨，切成細絲，與蘇葉一起放入瓷杯內。

2.加紅糖，用開水沖泡，蓋上蓋溫浸十分鐘後，趁熱服用。

功效〉溫經解表散寒。

說明〉生薑是大家熟知的調味品，也是一味常用中藥。味辛辣，性質微溫，有溫暖、興奮、發汗、止嘔、解毒、健胃等多種功效，歷來備受養生家和醫家重視，有「男子不可百日無薑」之說。紫蘇葉也屬於溫性，能夠解除肌表的寒氣，且有和胃安胎的功效。紅糖性質平和，是補血良藥。三味合用，能溫通經絡，散除寒氣，養血和胃，常用於受涼受風之後怕冷的風寒感冒。

此外，咳嗽氣喘伴有怕冷者、懷孕期間噁心嘔吐者、吃了魚蟹之後腹痛噁心者、偏正頭痛怕風怕涼者、小兒肚子受涼嘔吐腹瀉者，都可以用本方治療。在遭受暴雨、冰雪、寒風侵襲後，飲用本湯，能加速血液循環，驅散寒邪，防止疾病的發生。

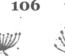

五味枸杞飲

材料〉五味子五十克，枸杞子五十克，白糖二十克。

作法〉1.五味子用小紗布袋裝好，枸杞子剪碎。

2.將兩者放入砂鍋內，加水一千五百毫升。

3.用文火煎沸十分鐘後，濾出藥液，倒入杯中。

4.加入白糖克，攪勻，分次飲用。

功效〉健脾胃，補肝腎，養心血，生津止渴。

說明〉五味子酸而性溫，有補氣生津、止瀉安神等多重功效。藥王孫思邈很重視五味子的補益作用，認為人在夏季五月間，經常服用五味子，可以補五臟之氣。特別是夏天困乏無力的人，用它與黃耆、人參等一起煎湯服用，能使人精神倍增。

五味子與枸杞子合用，補肝腎作用更加顯著，適用於五臟虛虧，氣血不足所導致的疲乏無力、面無血色、腰膝痠軟、心慌失眠等症。

黑芝麻粥

材料〉米三十克，黑芝麻二十克，鹽二克。

作法〉1.將黑芝麻洗淨，炒香後，加鹽少許，研碎待用。
2.將米淘洗乾淨，放入砂鍋，加適量清水。
3.煮至成粥後，調入芝麻，即可食用。

功效〉補益肝腎，通利大小腸。

說明〉黑芝麻能潤五臟，強筋骨，益氣力，經常食用可強壯身體，益壽延年。它還有美容功效，能使皮膚保持柔嫩、細膩光滑。有習慣性便秘的人，腸記憶體留的毒素會損害肝臟，造成皮膚粗糙，而芝麻能治療便秘，因而有保肝潤膚的作用。

黑芝麻反覆蒸曬，連同黑棗肉混合成藥丸服用，可令白髮變黑。此藥膳製作簡單，特別適合體虛便秘者食用。

黑芝麻能潤五臟，強筋骨，益氣力，經常食用可強壯身體，益壽延年。

枸杞葉粥

材料〉新鮮的枸杞葉一百克，米二百克，豆豉汁、小蔥、五香調味料各少許。

作法〉1.枸杞葉洗淨切碎，米淘洗乾淨，小蔥切細。
2.將枸杞葉和米一起放入砂鍋，加水用大火燒至沸騰後，改用文火熬煮至粥稠時，加入豆豉汁、蔥花、五香調味料等即成。早晚趁熱食用，可長期服用。

功效〉補虛清熱。

說明〉枸杞葉又名天精、枸杞頭、枸杞菜，是枸杞的鮮葉和嫩莖，性涼味甘，味道佳美，具有滋補肝腎、祛風明目、清熱止咳等功能。葉內除含有維生素外，還含有鈣、鈷等十一種礦物質，十六種胺基酸，有益於人體健康。特別是其含有的鍺，能提高人體巨噬細胞的吞噬力，能有效防癌抗癌，增加免疫力，延緩衰老。

枸杞葉粥滋味獨特，特別適合經常發低燒、手腳發熱、體虛盜汗的人食用。

黃耆人參粥

材料〉炙黃耆四十克，人參五克（或黨參三十克），米一百克，白糖適量。

作法〉1.將黃耆、人參切成薄片，冷水浸泡半小時，放入砂鍋內煎沸，改用小火煎成濃液。

2.倒出濃液後再加冷水，如上法煎取出其藥液，去渣。

3.將兩次所煎藥液合併，分成兩份。每日早晚各用一份，與米五十克一起煮成稀粥，加白糖，稍煮即可服食。每日二次，五天為一療程。

〈功效〉益氣健胃。

〈說明〉黃耆、人參均能補氣生津，味道甘美，作粥食用，效果顯著。適用於脾氣虛弱，經常腹瀉、氣短乏力、胃下垂、脫肛等症。

天麻豬腦羹

〈材料〉天麻十五克，豬腦髓五十克，鹽、調味料適量。

〈作法〉1.天麻泡軟，豬腦髓沖洗乾淨，一起放入煲中，加水適量。

2.以小火煮燉一小時以上，成稠厚羹湯，加入鹽、調味料即可。

3.喝湯吃豬腦髓，一日食用三次。

〈功效〉平肝祛風，補虛止痛。

〈說明〉天麻能補虛而息風定驚，歷來被用於治療頭暈眼黑、頭痛、肢體麻木以及小兒驚厥等症。《神農本草經》說，久服天麻能益氣力，長陰，肥健。豬腦髓不僅肉質細膩，鮮嫩可口，而且鈣、磷、鐵的含量高於豬肉，能補骨髓、益虛勞、健腦益智，有「吃腦補腦」的說法。

天麻豬腦羹善治頭疼，且能補虛，適用於體質虛弱、神經衰弱，經常感到頭昏頭痛、眩暈耳鳴者。

花生小豆蒸鯽魚

材料〉花生米二百克，赤小豆一百二十克，鯽魚一條，料酒、鹽各適量。

作法〉1.將花生米、赤小豆分別洗淨，瀝去水分。

2.鯽魚剖腹去鱗及肚腸洗淨後，三者一起放入大碗中，加料酒、鹽各適量。

3.用大火蒸二十分鐘後，改用小火蒸至花生、赤小豆爛熟即可。

功效〉健脾和胃，利水消腫。

說明〉鯽魚肉質細嫩，肉味甜美，其蛋白質含量僅次於對蝦，且易於消化吸收，經常食用能夠增強抵抗力。中醫認為，鯽魚有健脾利濕、活血通絡、和中開胃、溫中下氣的功效，常作為脾腎虧虛、水腫、潰瘍、氣管炎、哮喘和糖尿病患者的滋補食物。婦女產後食鯽魚，可以補虛下乳。

這道藥膳，鯽魚與補血的花生、清熱利尿的赤小豆配合，具有健脾和胃、利水消腫的作用，特別適用於營養不良所致的浮腫，以及慢性腎炎、小便不利等病症。

木耳紅棗湯

材料〉紅棗十枚，黑木耳十五克，冰糖適量。

作法〉1.紅棗洗淨，清水浸泡約兩小時後撈出，剔去棗核。

2.黑木耳放入清水泡發後洗淨。

3.把紅棗、黑木耳放入碗中，加適量清水、冰糖，放入電鍋內蒸約一小時即成。每日早、晚餐後各服一次。

功效〉補虛養血。

說明〉這道藥膳製作簡單，卻有補虛養血的功效，適用於血虛體質以及貧血者食用。無病者食之，也有養血強壯的保健作用；女性常吃，可以駐顏祛斑、健美豐肌。但有濕痰積滯者不宜多食。

紅棗花生膜湯

材料〉紅棗五十克，花生米一百克，紅糖適量。

作法〉1.紅棗洗淨，用溫水浸泡，去核。

2.花生米煮十五分鐘，冷後剝去花生膜。

3.將紅棗和花生膜放在鍋內，加入煮過花生米的水，再加適量的清水，用大火煮沸後，改為小火燜煮約半小時。

4.撈出花生膜，加紅糖溶化即可。

功效〉健脾益氣，補血止血。

說明〉臨床證實，花生與大棗配用，能增強補血止血的效果，對於脾虛血少、貧血、血小板減少性紫癜、血友病等有一定療效。本方用花生膜，補血效果更佳。適用於氣血兩虛所致的胃呆食少、短氣乏力及各種出血病症。

黃耆鱔魚湯

材料〉黃耆二十克，鱔魚一條，紅棗十個，鹽、生薑、大蒜、油各適量。

作法〉1.黃耆、紅棗洗淨，蒜去外膜後切片，薑洗淨切絲，鱔魚洗淨後去腸雜、切塊備用。

2.鍋內放油燒熱，放入鱔魚塊、薑絲，炒至鱔魚半熟，將紅棗、黃耆放入鍋內，加清水。

3.大火煮沸後，用小火燉一小時，加鹽、蒜調味即可。

功效〉健脾益氣，散寒溫中。

說明〉公雞有很強的溫補作用，良薑、草果、陳皮、胡椒，既是調味料，也是溫中暖胃、散寒除濕的常用中藥，與公雞肉一起燉煮，散寒溫中的效能更為明顯。

這道藥膳適用於消化性潰瘍，症狀為胃部隱痛、有涼感，吃東西後痛感可略減。此類人常用手捂按，嘔吐清水，大便溏薄，臉色偏白，神疲乏力。

蜜餞黃精

材料〉黃精一百克，蜂蜜二百克。

作法〉1.將黃精放在鍋內，加水適量浸泡發透，再以小火煎煮至熟爛。

2.水乾後，加入蜂蜜，煮沸後調勻即可。

3.待冷，裝瓶備用。每日食用三次，每次一小湯匙。

功效〉補益精氣，強健筋骨。

說明〉這道藥膳味道香甜獨特，很受小朋友喜愛。主要用於治療小兒下肢痿軟無力症，表現為走路不穩、腳力不足、筋骨不健等。食欲不佳、身材矮小的孩子，也可以經常服用。

飴糖豆漿

材料〉飴糖二十克，生豆漿五百克。

作法〉1.將生豆漿用大火煮開。

2.加入飴糖，改用小火熬十分鐘，並不斷攪拌，至飴糖完全溶化即可。

功效〉滋陰養肺，溫養脾胃。

說明〉飴糖溫補脾胃，《傷寒雜病論》名方建中湯中就有飴糖。豆漿甘甜，有潤肺止咳、消火化痰的功效。

這道藥膳特點是漿香微甜，既養陰又溫補，既潤肺又健脾，適應於肺陰咳喘，以及胃和十二指腸潰瘍的患者。空腹服用效果更佳。

山藥湯圓

材料〉糯米五百克，山藥五十克，白糖九十克，胡椒粉一克。

作法〉1.將山藥搗碎成粉，蒸熟，加白糖、胡椒粉，調成餡備用。

2.糯米泡後，磨成湯圓粉（也可直接買回等量的糯米湯圓粉，加適量的清水調勻），分成若干小粉團。

3.將山藥餡與糯米粉團製成湯圓，放入沸水中煮熟即成。當做主食，早晚食用。

功效〉補脾益腎。

說明〉糯米營養豐富，具有補中益氣，健脾養胃的作用，對脾胃虛寒、食欲不佳、腹脹腹瀉有緩解作用。糯米性質收澀，對頻尿、盜汗也有較好效果。山藥性質平和，上能潤肺，中可健脾，下則補腎，是病後康復食補的佳品。

這道藥膳口味清香，適用於術後以及慢性腎炎的調理。無病者常食，有延緩衰老的作用。此外，因山藥含有豐富的維生素和礦物質，熱量又相對較低，且幾乎不含脂肪，所以有很好的減肥健美的功效。

丹參酒

材料〉丹參二百克，米酒一千克。

作法〉將丹參粉研碎，用米酒浸泡半個月，早晚服用，每次十五毫升。

功效〉活血化淤。

說明〉丹參補血活血，中醫有「一味丹參，功同四物」的說法。米酒性偏溫，用其浸泡丹參，不僅有助於有效成分的濾出，還能增強丹參溫經活血的作用。服用前，略微加溫，效果更佳。

本方特別適用於女性血淤閉經、經痛，伴有腹部發涼者，也可以作為冠心病、心絞痛患者的保健藥酒。

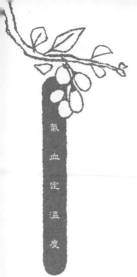

第四章

鞏固人體的先天之本

——保護腎臟不受寒邪

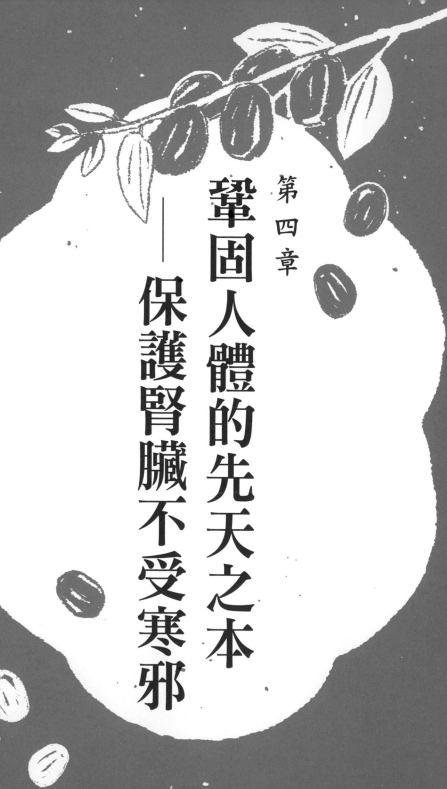

腎是中醫裏特別重視的一個臟器，被稱為人體的先天之本。腎所藏的腎精是人生長、發育、生殖及其他臟器活動的物質基礎，來自於父母的先天精血。倘若過度疲勞，極容易受到寒氣的侵襲，造成身寒畏冷，命門火衰。

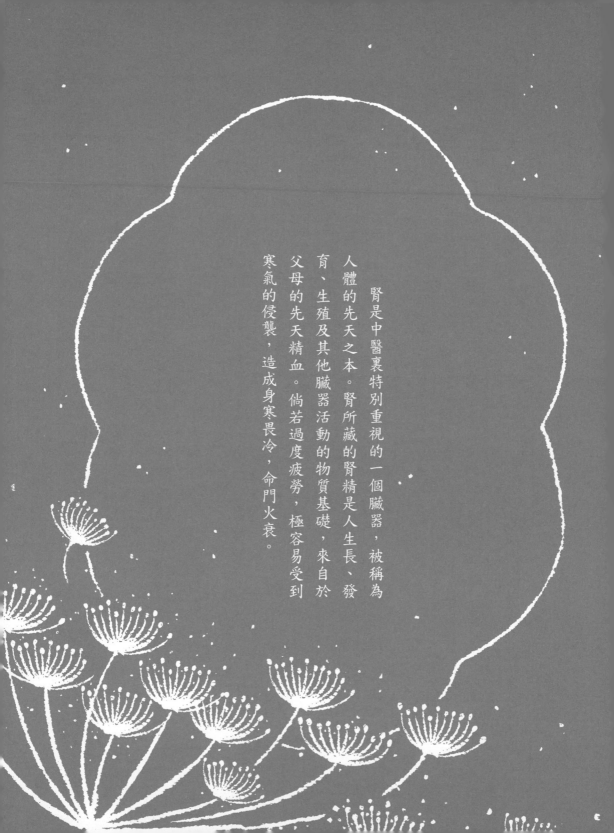

腎是生命不息的原動力

人的一生就是保護生命之火不熄的過程，而在這個過程中，保護我們的腎不受寒邪侵襲，是首要的大事。

在人體五臟之中，腎是非常重要的一個臟器，被稱為先天之本。腎中藏有的精氣，是人體生長發育的原動力，也是人體的能量庫，五臟生理功能的發揮以及氣血的運行，也都是以腎中的精氣為能源、動力。

而且，腎的這個能量庫是可以永續利用的。一方面，人的成長、發育、動腦及所有動作，都需要能量，是耗能的過程；另一方面，五臟，尤其是腎和脾，在進行生理活動時，又會產生精氣。這些精氣被貯存在腎中，以補充腎的能量，使先天之精得到後天之精的滋養培育。這樣一來，腎中的精氣就可以源源不斷地供給人體各種生命活動的需要。

但是，腎精的永續利用是有前提條件的，就是要順應自然，起居有常。順應自然，便能防止寒氣等六淫邪氣的侵襲（註：六淫為風、寒、暑、濕、燥、火六種病邪的合稱，邪氣為從外侵入的致病因素），不會傷腎；量力而行、不妄勞作，就不會過度損耗腎精；起居有常，就能確保生成精血的原料和時間的充足，進而將足夠的能量補充到能量庫。這樣，腎中的精氣才能夠源源不竭。

腎精在提供能量、提供動力時，會表現出溫熱而有活力的特性，這就是我們常說的腎陽，它是體內燃燒的火種。腎精一旦耗竭，腎火熄滅，生命即告終結。因此，可以這樣說，人的一生就是保護生命之火不熄的過程，而在這個過程中，保護我們的腎不受寒邪侵襲是首要大事。

腎精的永續利用要順應自然，起居有常，如此才能防止寒氣等六淫邪氣的侵襲，以確保生成精血的原料和時間的充足。

寒為陰邪最傷腎

風屬於木，肝也屬於木，風最容易傷肝，肝也最容易動風；熱屬於火，心也屬於火，熱則最容易擾動心神；濕屬於土，脾也屬於土，濕氣最容易困脾；燥屬於金，肺也屬於金，燥邪最容易傷肺；寒屬於水，腎也屬於水，寒邪最易耗傷腎陽。

中醫理論有個重要的哲學基礎——五行學說。五行學說按照一定的規則，將人體的五臟、六腑、五官、九竅，以及大自然的氣候、季節、方位、顏色、聲音等，分成木、火、土、金、水五大系統。同一系統的事物之間，往往最容易發生影響，這就是所謂的「同氣相求」。

如風、熱、濕、燥、寒，這五種氣候致病因素：風屬於木，肝也屬於木，風最容易傷肝，肝也最容易動風；熱屬於火，心也屬於火，熱最容易擾動心神；濕屬於土，

五行相生相剋圖

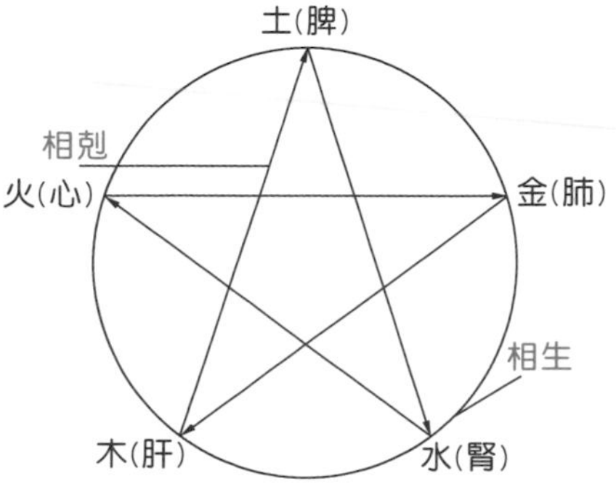

脾也屬於土，濕氣最容易困脾；燥屬於金，肺也屬於金，燥邪最容易傷肺；寒屬於水，腎也屬於水，寒邪最易耗傷腎陽。

腎陽一傷，容易發生腰膝冷痛、夜尿頻多、陽痿遺精等疾病。腎陽氣虛又傷及腎陰，腎陰不足，則咽乾口燥，頭暈耳鳴，疾病隨之而生。

熬夜是腎的大敵

許多人都有這樣的經驗，某一段時間由於工作、生活或其他事情的影響，不能按時睡覺，需要熬夜，幾天下來就會感到精力不足，白天頭昏腦脹，哈欠連連的。甚至頭腦不靈活，注意力不集中，工作能力下降。這個時候，再遇到風吹雨淋、吃進不潔食物，十之八九就會病倒，因為熬夜是腎的大敵！

熬夜的人，通常都是在處理一些勞心傷神的事情，需要絞盡腦汁、嘔心瀝血。這些都是最能耗損精血的活動，會大量動用我們的能量庫存，造成腎精的損傷。

但你如果以為熬夜打牌、打麻將，應該沒有大礙吧？那就錯了，因為這也是最需要動腦的事情。有人熬得雙眼發紅，第二天就住進了醫院；有人輸了錢，一激動，腎虛肝旺，中風發作了；贏了錢，一高興，精氣耗散，腎氣虛脫，當場就倒在麻將桌上了。

此外，還有許多年輕人，熬夜並不動腦，只是和朋友在泡沫紅茶店聊天、在ＫＴＶ唱唱歌、在ＰＵＢ喝喝酒、在夜店跳跳舞，這樣應該沒問題吧？這樣做短時間確實可能沒有什麼不適，但時間久了，就會使體質變差，免疫力降低，造成的結果可不僅僅是容易感冒等這種小煩惱。免疫力下降會造成體內警示系統失靈，導致腫瘤的發生。長期熬夜，體力不足，就不能將垃圾及時排出體外，還會造成血管堵塞，脂肪沉積，內分泌紊亂，形成高血壓、糖尿病、肥胖症等。

總之，過度熬夜會損傷我們的腎精，導致能量儲備下降。一旦生命之火缺少原料，就會造成早衰，腎虛就是早衰的根本原因。

熬夜最耗損精血，損傷我們的腎精，導致能量儲備下降。

勞欲最傷腎精，寒氣不請自來

中醫說「過勞傷氣」，人們的一切活動都是需要動力的，而動力的源泉就是腎精。因此，過度的勞累不僅傷氣，最後還會導致腎精的虧虛。

性生活的過度，會直接損傷腎精。適度的性生活能夠調節心理情緒，疏通經絡血脈，提高免疫力，增加生活樂趣，對人類的生殖繁衍有著不可替代的作用。但是過度的性生活，則會耗氣傷精。長時間縱欲之後，許多人都會出現精神萎靡、頭昏目眩、腰痠腿軟等症狀。這是由於精氣流失，人的能量庫動用過度，造成腎的損傷，因而形成虛損病症。女性還容易引發泌尿系統感染、月經紊亂等現象。

還有一種情況更值得注意。有人在性生活之後，會全身放鬆，呼呼大睡，這時，寒氣會在勞欲之後，趁氣血虧虛、毛孔張開之機，乘虛而入，由此留下許多後患。因為寒邪在侵襲肌表的同時，影響到少陰腎，形成「太少兩感」（註：太陽和少陰兩經同時感寒而發病）。這種類似感冒的病症，用一般清熱解毒發散藥物會越治越重，難以治癒。更有甚者，寒邪會直中少陰，出現危重病情。如果每次進入體內的寒氣不多，暫時不會發病，但會一次次累積，最後一次爆發。

邪之所湊，其氣必虛。勞欲過度，損傷了腎精，導致體內能量不足，精血虧虛，寒氣便會不請自來！

快速判斷腎是否健康

腎主管水的代謝，小便的生成和排泄，都離不開腎的作用。小便的量、色、次數，排尿感覺及伴隨症狀，往往能反映腎氣的盛衰和五臟六腑的功能狀態。因此，建議大家平時多關心一下自己的小便情況，以此來判斷腎是否健康。

健康的腎，能主管生成足夠的小便。每次排尿量約為二百至四百毫升，每天小便次數二至六次，一天二十四小時的尿量，應該在一千五百到二千五百毫升。當然，這與飲水量、飲食、天氣都有關係。正常的小便一般呈淡黃色，喝水多者會略淺，喝水少者可能略深。腎氣充足時，夜尿一般不超過三次，並且平時排尿順暢，沒有分叉、無力和過久的尿等待，沒有熱澀刺痛的感覺；小便之後，神清氣爽，而不會有頭昏眼花、腰痠疲乏等感覺。反之，如果腎氣不足，則會出現以下的問題。

小便不利

小便不利，就是自己感覺小便不暢通、尿不盡，伴有小腹拘急不適。也有的表現為小便量減少，排尿困難，或者完全閉塞不通。當然，這些常見於比較嚴重的病症。

腎虛是小便不利的主要原因。小便不利，如果再兼有疲乏無力、四肢冰涼、怕冷明顯、腰痠膝軟等症狀，則是腎陽虧虛，氣化不利的表現；如果小便不利並伴有尿痛、尿頻、尿急等，屬於腎虛而膀胱濕熱；如果小便不利是發生在大量出汗、大出血、嘔吐腹瀉之後，則是體內水液缺乏、原尿生成減少所致。

小便無力

有一位二十二歲的男性，說他覺得小便沒有勁，以前的尿可以尿出很遠，現在卻沒有力氣，尿得很近，就在自己的腳邊。除此之外，他還發現勃起困難，以前每天早晨起來自己就會勃起，現在卻不行了。還有人說自己上廁所，需要等十秒鐘以上才能尿得出來，小便排得慢且無力。

小便無力，依照西醫的說法屬前列腺疾病，由中醫觀點來看則是腎氣虧虛的表現。

按照西醫的說法，小便無力多見於前列腺疾病，如前列腺炎、前列腺增生等。如果從中醫角度分析，則是腎氣虧虛的典型表現。

小便不禁

有一位五十多歲的女性，小便難以控制。更要命的是在公車上、在逛街時，經常會尿在褲子裡。稍一緊張或受到驚嚇，小便就出來了。為此，她天天都要穿著大人用的尿布，但這又導致尿路感染的反覆發作。

小便的排出是由膀胱控制的，膀胱功能正常，則小便可以自控，一時忍便也不會尿濕褲子。但膀胱的功能，則依賴於腎氣。腎氣虛，膀胱就容易失去約束，進而導致小便不禁。

夜尿頻多

夜裏起來小便一、兩次不算病態。但是，如果剛要睡著就要小便，一夜小便五、六次，或者是夜尿的次數比較多，但每次都小便一點點，則屬於夜尿頻多。

夜尿特別多的人，要到醫院檢查是否有糖尿病、尿崩症、甲亢等疾病，男性則主要與前列腺病變有關。

中醫認為，夜尿頻多也是由腎虛所致。腎氣不固，膀胱失約，則小便次數增加。夜間陰氣盛而陽氣虛，本來腎陽虛的人，陽氣則更虛，因而不能控制小便，導致夜尿頻多，小便清長。

小便發白

正常的小便呈淡黃色，而有的人則小便發白，像洗米水或像牛奶，白而且渾濁。有這種情況的，要做一下尿液常規檢查，加上乳糜尿試驗（註：尿液中含乳糜液，即脂肪皂化後的液體，而且呈白色像牛乳般），看是否有蛋白、脂肪、白血球等，有助於病情的判斷。小便白而沒有明顯疼痛的，中醫一般都認為是腎虛所致，有時還兼有濕濁下注（註：指濕濁流注於下焦，即大小腸、膀胱等臟器，主要表現症狀為小便混濁、身重疲乏、舌苔黃膩等）。一般來說，腎虛是小便發白的根本原因。

夜尿頻多是由腎虛所致。夜間陰氣盛而陽氣虛，本來腎陽虛的人，氣會更虛，因而導致夜間頻尿，小便清長。

小便清長

有的人小便很清，沒有顏色，像白開水，並且小便量多，一泡尿會尿很長時間。如果喝了大量的水，或是有憋尿的人，小便清長屬於正常。但若是經常性的小便清長，伴有小腹拘急，四肢冰涼，腰痠背痛，則是腎陽虧虛的徵象。

小便泡沫多

有些人早上起床小便後，會發現馬桶內的尿液有很多泡沫；也有人排尿到末段的時候，肉眼就可以看到有渾濁。像這些症狀到底要不要緊，是不是腎出了問題？

大多數情況下，小便有泡沫是正常現象，只有極少數人，小便的泡沫可能是蛋白尿的表現。其實鑒別的方法很簡單，到醫院做尿液常規檢查，看看蛋白是否為陽性就可以了。

如果小便泡沫多，又伴有腰痠、疲乏等明顯症狀，即使尿蛋白陰性，也要考慮腎虛的可能性。

小便分叉

「我每次小便的時候，小便都會分叉，是不是腎虛？對性生活有影響嗎？」這是許多男性朋友都有的疑問。

需要說明的是，小便分叉不一定就是有病。一般而言，出現小便分叉有兩種可能，即偶發或經常性的。比如，清晨起床後第一次排尿，由於一整夜尿積存於膀胱內，膀胱內壓力大，尿排出時力量大，使尿道口形態暫時改變，因而尿有分叉，這大多與疾病無關。

另一種為經常或長期的排尿分叉，則需要注意是否與疾病相關。比如尿道口狹窄、慢性炎症瘢痕、急性尿道炎、前列腺炎、包皮過長、包莖、尿道結石等，應及時檢查，儘早確診。

小便後腰痠

大小便是排出體內代謝廢物的過程，通常在大小便之後都會感到神清氣爽，非常輕鬆。而身體不適的人，大小便之後往

> 小便分叉不一定代表有病，如果是偶發的，可能是因為一夜的尿液積存，排尿時膀胱壓力過大而使尿道口型態暫時改變所致；若是經常性的，則應至醫院檢查是否與疾病相關。

往會伴有症狀，而這些症狀對於判斷疾病情況是有意義的。《金匱要略》說：「每溺時頭痛者，六十日乃愈；若溺時頭不痛，淅然（註：感到寒冷）者，四十日愈；若溺快然，但頭眩者，二十日愈」。這就是根據小便之後的不同症狀，判斷體內的氣血陰陽，進而預測疾病的痊癒時間。

門診上經常遇到這樣的病人：本來就容易腰痠，站坐時間稍久，腰痠就會加重。而小便之後，更是腰部痠軟，像折了一樣，不能支撐身體，這是腎虛的表現。中醫認為，腎藏於兩腰，腰為腎之府。小便由腎氣主持，需腎氣推動，因此腎虛的人小便之後就會腰痠。這樣的患者，通常還有記憶力減退、小便無力、淋漓不盡、陰囊潮濕、陽痿遺精等症狀。

小便後頭昏

我有一個病人，他在早晨小便時，出現頭暈噁心，繼而逐漸加重並開始渾身冒汗，喝了點白開水後，症狀在約二十分鐘後減輕，一個小時後恢復。但是，此後經常出現小便後頭昏頭暈，甚至還暈倒過一次。

現代醫學認為，這種情況是由於排尿後腹壓減低，腹腔臟器充血，大腦灌注不足引起的，其暈厥稱為排尿性暈厥。

如果各位讀者也有類似情況，小便後眼黑、頭暈，不扶牆就會倒地，要注意是腎虧虛了，而腎陽虛的可能最大。

小便中出現血尿、蛋白和糖

做尿液常規檢查時，小便中若出現潛血或紅血球則稱為血尿，常見於泌尿系統感染、腎炎、結石、腫瘤等；尿蛋白陽性，常見於慢性腎炎和腎病症候群；出現尿糖，則有可能是糖尿病。不管西醫如何診斷，中醫都要考慮腎虛的問題。至於是陰虛還是陽虛，則需要根據具體症狀，結合舌脈再進行分析。

小便後眼黑、頭暈，要注意是否為腎虧虛，其中腎陽虛的可能性最大。

保腎就是保命

一個人壽命的長短，主要與腎有關。腎精好比一個人的能源，若貯備充足並節省使用，用的時間就長，就容易長壽；原本就能源匱乏，再不知道節制，必然就會折壽。

影響一個人健康和壽命的因素有很多，但概括起來，不外乎先天和後天兩個方面。先天因素主要是指從家族、父母接受的遺傳因素：有沒有長壽的基因，是否有高血壓、糖尿病、腫瘤的遺傳背景，甚至哪個人體系統比較弱等。後天因素則主要是指自己的飲食起居習慣，包括心理情緒、居住環境、工作環境對健康的影響。有的人雖然沒有先天長壽的基因，但調養得當，同樣能步入長壽者的行列。相反地，即使有長壽的基因，並不意味著就一定能長壽，如果生活調養不當，也可能會早逝。

按照中醫的說法，一個人壽命的長短，主要與腎有關。腎是人的先天之本，腎中所藏的精氣，決定著一個人的生命活力。腎精好比一個人的能源貯備，若能源充足，又用得節省，使用的時間就長，就容易長壽。本來能源匱乏，再不知道節儉，無故耗散，必然就會折壽。

腎中的精氣有兩個來源：一是稟受於父母的先天精氣；另一部分則是在以後的生命活動中，五臟所產生的精氣，主要是脾所化生的精氣。這種後天產生的精氣能夠補充，充實到腎，使腎精用而不竭，生命的活力才能長盛不衰。

保腎溫腎十妙招

腎中的精氣是推動各種生命活動的原動力，特別是在水液代謝過程中，腎的蒸騰氣化特別重要。腎主水，能夠把水化為氣，進而運行周身；也能把氣化為水，貯存於膀胱之中，透過調節膀胱的開合，將代謝後的水液排出體外，與此同時，身體內產生的毒素也會隨著尿液被排泄出去。

一旦腎出了問題，毒素便不能過濾、排出，就會積存於體內，引發許多病症。我們所熟知可怕的尿毒症，實際上就是腎虛後，沒能把

腎精充足，不無故流失，生命才有源頭活水。要想長壽，就得保護好腎精，因為保腎就是保命。

寒濕濁毒排出體外引起的。

現代醫學對尿毒症的治療，主要是透過各種方法把積存在血液中的毒素排出，比如血液透析、腹膜透析、結腸透析等，都是排毒的方法。但這是治標不治本的，只要腎虛存在，毒素就會不斷生成和積聚。防治這類病症，就要從保腎溫腎著手，從根本上切斷毒邪積聚的途徑。

這裏推薦一些在日常中保養腎的方法，就像是幫腎裝上淨化器一樣，雖然簡單，卻相當實用。

有尿不要忍：膀胱中貯存的尿液達到一定程度，就會刺激神經，產生排尿反射。這時一定要及時如廁，將小便排乾淨。否則，積存的小便會成為水濁之氣，侵害腎臟。若有憋尿的習慣，時間久了，小便可能會刺痛有血，甚至會得到膀胱癌。還有一些老年人，小便經常排不乾淨，留有殘尿，導致泌尿系統反覆感染，有的還演變成尿毒症。因此有尿一定要及時排出，這說起來簡單，卻是保養腎的第一法寶。

大便要暢通：中醫認為「腎司二便」，腎主管大小便的排出。一旦大便不暢，宿便停積，濁氣上攻，不僅使人心煩氣躁，胸悶氣促，而且會傷及腎臟，導致腰痠疲乏，噁心嘔吐。腎氣虧虛，也會引起排便無力，甚至排便時頭昏眼花，多時也不能排出。也有的表現為大便稀溏，夾有不消化食物，伴有腰痠膝軟，頭昏耳鳴。因此，保持大便暢通也是保腎的法寶。

對於腎功能衰竭尿毒症的患者，可藉由溫腎補腎、通便排毒的方法，將蓄積的毒素排出體外。便秘的人，可利用腹部和腎區按摩、飲食調節、中藥調治等方法，通便排毒。中成藥蓯蓉通便口服液（註：蓯蓉具有補腎抗衰老、潤腸通便的功效），可做為老年人腎虛便秘的選擇。一般來說，不要一便秘就服用清熱解毒的中藥，這樣反而容易損傷腎陽。

喝水養腎：水是生命活動不可缺少的物質，充足的水運行到周身，可以帶走人體代謝廢物和毒素。水液不足，則可能引起濁毒的留滯，加重腎的負擔，因此喝水是很重要的保腎措施。

喝水需要注意幾件事，一是不要等口渴了才去喝水，而應該定時補充；第二是最好飲用溫開水，太涼的水容易導致寒氣入侵；第三是不喝碳酸飲料，少喝冷飲。

吞津養腎：口腔中的唾液可分為兩部分，清稀的為涎，由脾所主；稠厚的為唾，由腎所主。涎和唾都含有重要的活性物質，與人的

腎主管大小便的排出，一旦大便不暢，宿便停積，濁氣上攻，會傷及腎臟，導致腰痠疲乏，噁心嘔吐。

消化能力和免疫能力有關。

唾液分泌不足，除了直接影響消化吸收之外，還會引起口腔過度乾燥，這往往是免疫系統疾病，如乾燥症候群的徵兆。中醫說「久唾傷腎」，你可以做個實驗：口裏一有唾液就把它吐出，不到一天，你就會覺得腰部痠軟，渾身無力，疲憊不堪。這證明吞咽涎唾津液，可以滋養腎精，產生保腎作用。

還有一個養腎的做法非常簡單：找一個安靜的地方，兩腳張開至與肩同寬，雙目微閉，舌抵上顎，儘量做到心情寧靜。一會兒，就會感到口中有津液生成。把這些津液分成一小口一小口地慢慢咽下，想像著通過食道、胃，把它送到臍下丹田（註：肚臍下三寸處，即約食指、中指、無名指、小指四指併攏橫寬面的距離）的部位。許多氣功裏的靜功，都有類似的功法。

按五行學說，黑色入腎，許多黑色的食物都有補腎的功效。

飲食保腎：能夠補腎的食物很多，比如核桃、韭菜、蝦、羊腰等。按五行學說，黑色入腎，許多黑色的食物，如黑芝麻、黑木耳、黑米、黑豆等，都有補腎的功效，可斟酌食用。

睡眠養腎：充足的睡眠對於氣血的生化、腎精的保養有重要的作用。睡眠不足會引起早衰，這就與其損傷腎精有關。如果一段時間睡眠不好，就會感到心煩氣躁、兩腰痠痛、手腳心發熱，這都是腎虛的表現。許多腎功能衰竭的患者都有過度勞累、過分熬夜、睡眠不足的經歷，尤其是有慢性腎病的病人，若不注意睡眠，很容易導致病情惡化。

護足保腎：腎經起於足底，而足部很容易受到寒氣的侵襲，因此要特別注意保暖，睡覺時不要將雙腳正對冷氣或電風扇；怕冷的人不妨穿著襪子睡覺，以免受寒；不要赤腳在濕濁的地方長期行走；腳髒了要及時清洗，避免濁氣入內。每晚睡覺前按揉腳掌正中凹陷的湧泉穴，有引火下行（註：使氣血能下行以補腎陽）、引氣血歸腎的作用，是護足保腎的重要方式。

按摩：除了湧泉穴之外，按摩腰腎區的位置，也有良好的保健效果。大便難解時，用雙手手背貼住雙腎區，用力按揉，可激發腎氣，加速排便。行走時用兩手手背按揉腎區，可以緩解腰痠症狀。在注意安全的前提下，一邊倒退走，一邊按摩雙腎區，效果更佳。

避免勞欲傷腎：體力勞動過重會傷氣，腦力勞動過重會傷血，

在注意安全的前提下，一邊倒退走，一邊按摩腰部的雙腎區，對於解決便秘有非常好的效果。

房勞過度會傷精。因此一定要量力而行，勞作有度，有腎病的人尤其更要注意。

小心藥物傷腎：不論中藥還是西藥，都有一些是會傷腎的，一定要提高警覺。用藥前認真閱讀說明書，不明白之處務必弄清，需要長期服用某種藥物時，要諮詢相關的專家，不能自作主張。

西醫認為，許多藥物及其代謝產物需要溶解在尿液裏，經腎臟排出體外。而腎臟對尿液的濃縮使局部藥物濃度升高，因而腎臟更容易成為藥物攻擊的目標。

用正確飲食鞏固先天之本

我們無法改變承受自父母的先天精氣，但可以藉由正確的飲食，良好的飲食習慣，來充實氣血，調理脾胃，滋養腎精，達到後天補充先天的效果。

正確的飲食，除了要飲食均衡之外，更要特別吃一些補腎的食物。因黑色入腎，因此大部分的黑色食品都有補腎的作用，例如黑米、黑麥、黑豆、黑芝麻、黑木耳、黑香菇、黑棗、烏骨雞、黑海參、紫菜、海帶、桑椹等。

黑色食品的保健功效，與其含有的黑色素類物質有密切關係。黑色素具有清除自由基、抗氧化、降血脂、美容、抗腫瘤等多種功能。例如黑米，含有人體必需的十八

保腎按摩法

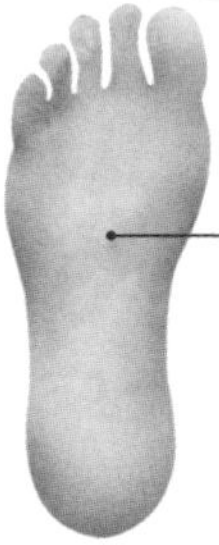

湧泉穴是腎經原血，經常按摩此穴，可使腎精充足，精力充沛，性功能強盛，腰膝壯實不軟，行走有力，並能預防和治療多種疾病，如腎炎、陽痿、遺精、各種婦科病等。

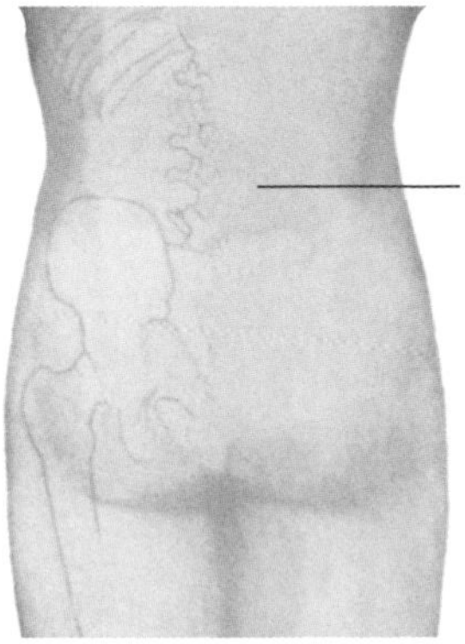

大便難解時，用雙手手臂貼件雙腎區，用力揉按，可激發腎氣，加速排便。行走時用兩手臂按揉腎區，可以緩解腰痠症狀。

種胺基酸，富含鐵、鈣、錳、鋅等微量元素和天然色素，經常食用，能對心血管系統產生保護作用，並且有利於兒童發育，能促進產婦虛弱體質的康復。又如黑豆，則含有豐富的維生素、蛋黃素、核黃素、黑色素等，維生素E的含量相當於肉的七倍，這對於防老抗衰、美容養顏、增強活力都有很大作用。

讓你虎虎生風的食物

中醫所說的補腎，包括滋養陰精和溫補腎陽兩個方面。

藉由補腎，可以改善生殖功能，緩解勞欲過度引起的腰痠、乏力、耳鳴、健忘等症狀，提高抵抗力和耐力。

生活中，當體質虛弱時，男性的雄風便不能呈現。這時若單從症狀著手，只著眼於壯陽，服用藥物，只能圖一時之快而使身體大傷。正確的做法是，把陽事不興當做身體虧虛的訊號，及時檢視自己最近的飲食起居，找到病因，並恢復身心的全面平衡。如果是疲勞過度，就要好好休息；如果是煙酒所致，就要戒煙限酒；如果是精神負擔太重，就要設法放鬆身心。必要時，可以請有經驗的中醫開藥調理，以求從根本上解決問題。

以下幾種食物，都極具補腎之功，可斟酌食用。

韭菜：韭菜不僅是一種質嫩味鮮、營養豐富的蔬菜，還是一味傳統的中藥，有溫中補虛、補腎壯陽的作用，常用以治療脾腎虛寒導致的遺尿、多尿、陽痿、遺精等症。又因含有較多的纖維素，可增加胃腸蠕動，因而能治療習慣性便秘，預防腸癌。

板栗：板栗素有「千果之王」的美稱，在國外被譽為「人參果」。因其對於腰膝痠軟、食欲不振、小便頻多、慢性腹瀉等症，都有良好效果，藥王孫思邈稱之為「腎果」，尤其適用於腎虛患者。

蝦：蝦的味道鮮美，其味甘而鹹，可壯陽益腎，補精通乳。男性常吃蝦，能達到強身壯體的效果。因此民間有「男蝦女蟹」之說。蝦的種類很多，功效相近，都適用於久病體虛、氣短乏力、腰痠腿軟、不思飲食、房事不佳的患者。

海馬：海馬性溫，能補腎壯陽，故凡腎陽不足之人都可食用。特別適用於腎陽虛所致的陽痿、不育、多尿、虛喘等症。食用方法是：將海馬焙乾，研細，每日以黃酒送服二至三次，每次一至二克。

牡蠣：是一種富含微量元素的海產品，性質微寒，可滋陰潛陽、補腎澀精，對遺精、陽痿、盜汗、心慌等虛勞症候有較好的效果。

鵪鶉蛋：鵪鶉蛋是很好的補品，有補益強壯作用，男性經常食用能夠增氣力、壯筋骨。

除此之外，常用於補腎壯陽的食物還有枸杞子、花生、松子、葵花子、核桃、荔枝、黑芝麻、黑豆、豬腎、羊肉、海藻等。

補腎和經絡按摩結合最有效

用中藥與食療，能為病人提供修復腎虛所需的基礎物質，若再輔以按摩，則能使經絡暢通，這樣物質才能被迅速運送到目的地，兩者缺一不可。

就疼痛而言，中醫有「不通則痛，不榮則痛（註：「不榮」意指氣血虛衰）」的說法，這概括了引起疼痛的兩大機制：經絡不通和物質不足。從中醫角度分析，這是所有疾病共通的兩種常見病機。補腎通經，正是對這兩種情況而設，因而效果顯著。

自我按摩的基本手法是，把手握成拳，用食指第一指節的背面作為著力點；或者將手自然展開，以拇指腹為著力點；或者用食指、中指、無名指三指的指腹為著力點，在選定的穴位上繞圈揉按。手法由輕至重、由淺至深，再由重至輕、由深至淺。每個穴位每天可按摩二次，甚至數次，每次按摩三至五分鐘。

我們身上有許多穴位，經常按摩有助於補腎。以下介紹幾種穴位作為代表。

按摩時常以手指做為尋找穴位與度量正確尺寸。（1）一寸：大拇指的寬度。（2）二寸：將食指、中指、無名指三指併攏，其橫寬面即為二寸。（3）三寸：將食指、中指、無名指、小指四指併攏，其橫寬面即為三寸。

可補腎的穴位按摩

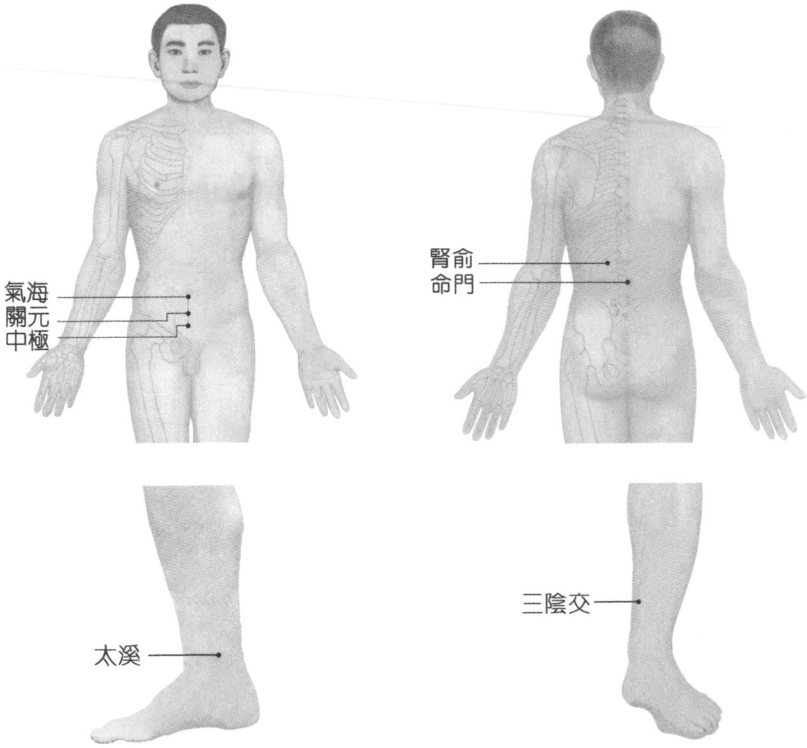

氣海：位於下腹部前正中線上，臍下一寸半。按摩氣海有益氣助陽、調經固經的作用，可用來治療男子遺尿、陽痿、遺精、滑精，女子閉經、崩漏、帶下及神經衰弱等症。

關元：位於下腹部前正中線上，臍下三寸。按摩關元具有益氣補中、溫腎健脾的作用，可用來治療男子性功能低下、早洩以及食欲不振、體倦乏力等症。

中極：位於下腹部前正中線上，臍下四寸，按摩中極具有益氣溫陽、攝津止遺的作用，可用來治療男女性功能低下、陽痿、遺尿、白帶過多等症。

命門：位於腰部後正中線上，第二腰椎棘突下凹陷中。按摩命門具有補益肝腎、溫腎壯陽的作用，可用來治療腰脊強痛、手足發冷，以及男子陽痿、遺精，女子遺尿、頻尿、月經不順、白帶過多等症。

腎俞：在腰部第二腰椎棘突下，旁開一寸半處。按摩腎俞具有補益肝腎、填精益髓的作用，可用以治療遺精、陽痿、遺尿、月經不順、白帶過多、腰痛、腰膝痠軟、頭昏目眩、耳鳴等症。

太溪：位於足內側內踝後方，內踝尖與跟腱之間的凹陷處。按摩太溪具有益氣養血、補益肝腎的作用，可用於治療遺精、陽痿、月經不順，以及糖尿病、高血壓、前列腺肥大等症。

三陰交：在小腿內側，足內踝尖上三寸，脛骨內側緣後方。按摩三陰交，具有溫腎壯陽、益氣補中的作用，可用以治療遺精、陽痿、月經不順、崩漏、白帶過多等症。

此外，還有更簡單的方法，那就是按摩腹部正中、肚臍以下的部位，或背部正中正對肚臍的位置，還有腰腎區，這些都是補腎的部位。

耳朵是腎的門鈴

中醫認為，腎開竅於耳，聽力的好壞能反映腎的功能。有經驗的中醫，透過觀察兩耳的變化，就能夠判斷腎氣的強弱。藉由按摩兩耳，也能治療腎虛。

人的耳朵上分佈的許多穴位，被稱為耳穴。每個穴位，都分別對應於五臟六腑、四肢五官。這些穴位就像感應器一樣，觸摸它們，就能調整相應臟腑器官的功能。發生疾病時，就會在耳蝸的相應部位出現「陽性反應」點，藉由點、壓、揉、按的方式，就能達到緩解症狀、治療病痛的目的。即使在沒有疾病時，也可以多按摩耳部，以舒適為原則，不僅可以改善聽力，醒腦開竅，還能強壯腎功，調整全身陰陽氣血的平衡。

例如，雙耳後上方的斜溝，叫做降壓溝。用兩手拇指的側面，同時沿降壓溝向上斜搓，有降壓作用。

此外，鳴天鼓則是道家推崇的養生保健按摩法，作法是用兩手掩耳抱頭，用除大拇指外的其餘八指叩擊後腦勺，具有通血脈、激發內氣的作用。腎虛體弱、聽力不佳者，可以一試。

內耳示意全圖

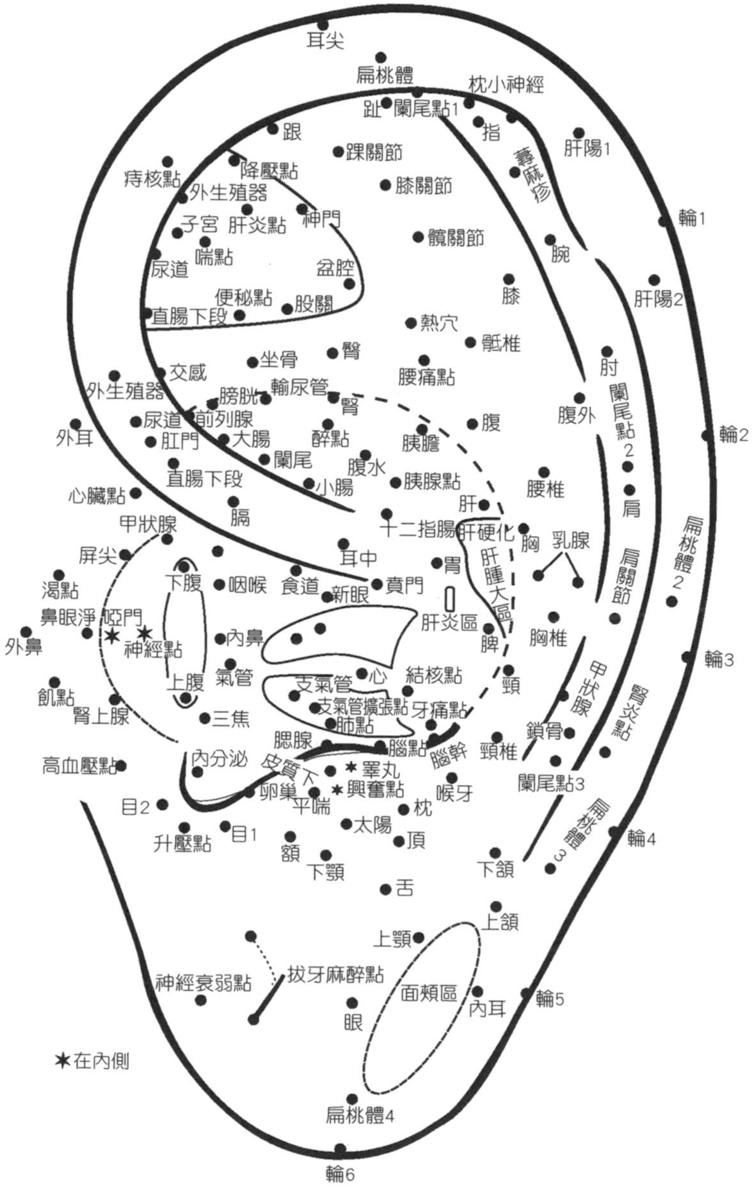
耳尖
扁桃體
枕小神經
趾
闌尾點1
指
蕁麻疹
肝陽1
跟
踝關節
降壓點
痔核點
外生殖器
膝關節
輪1
子宮
肝炎點
神門
髖關節
腕
尿道
喘點
盆腔
膝
肝陽2
便秘點
股關
直腸下段
熱穴
骶椎
臀
坐骨
交感
肘
腰痛點
外生殖器
輸尿管
膀胱
闌尾點2
腎
尿道
前列腺
腹
腹外
輪2
外耳
肛門
大腸
醉點
胰膽
闌尾
腹水
直腸下段
胰腺點
腰椎
心臟點
小腸
肩
肝
甲狀腺
膈
十二指腸
肝硬化
胸
乳腺
扁桃體2
屏尖
耳中
肝腫大區
胃
肩關節
渴點
下腹
咽喉
食道
新眼
賁門
鼻眼淨
啞門
肝炎區
外鼻
神經點
內鼻
脾
胸椎
輪3
氣管
心
結核點
支氣管
頸
甲狀腺
腎炎點
飢點
上腹
腎上腺
支氣管擴張點
牙痛點
三焦
肺點
鎖骨
腮腺
腦點
腦幹
頸椎
高血壓點
內分泌
皮質下
睪丸
闌尾點3
卵巢
興奮點
喉牙
目2
平喘
枕
扁桃體3
太陽
輪4
升壓點
目1
頂
額
下顎
下頜
舌
上頜
上顎
拔牙麻醉點
神經衰弱點
面頰區
輪5
內耳
眼
✱在內側
扁桃體4
輪6

內背面穴位示意圖

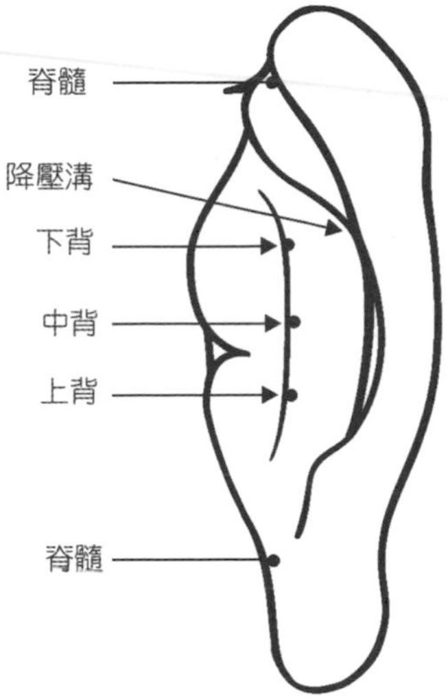

耳郭表面解剖名稱圖

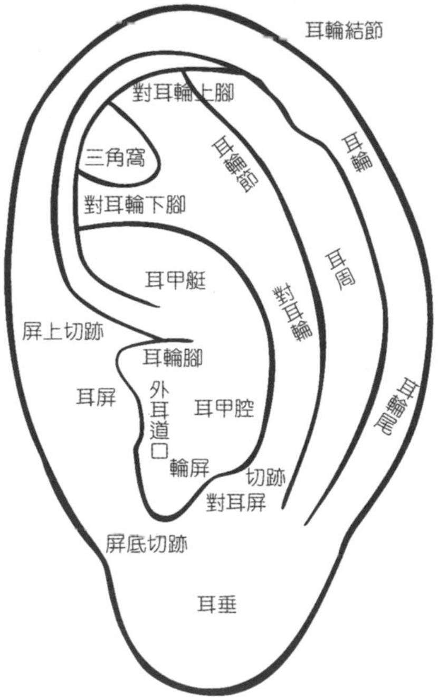

六味地黃丸不是補腎的萬靈丹

許多人認為六味地黃丸是補腎的中藥，但它只適合腎陰虧虛的人。如果是經常感到手腳心發熱，心煩，夜間睡眠後容易出汗，口乾舌燥，失眠多夢，再加上腰痠背痛，耳聾耳鳴，舌苔又不厚的情況，是可以吃六味地黃丸的。

但六味地黃丸不是補腎的萬靈丹。比如，腎陽虛的人，在感到腰膝痠軟的同時，夜間小便增多，大便經常不成形，總感到怕冷、手腳冰涼，食欲不振，口泛淡水，這類型的人服用六味地黃丸，無異於雪上加霜。

脾胃虧虛、痰濕偏盛的人也不能服用六味地黃丸。這類人平時食欲欠佳，經常胸悶、胃脹，大便溏泄，舌苔偏厚。六味地黃丸中的地黃、山萸肉等過於滋膩，服用後會加重病情。

除此之外，感冒發燒期間、急性腸胃炎腹痛腹瀉的時候，即使有腎陰虛症狀，也暫時不宜服用，須待邪袪病癒後再服。糖尿病病人不要服六味地黃蜜丸，因其含糖量較高，易引起血糖波動。

若是腎陰虧虛的人，可服用六味地黃丸加以改善；但現代腎陽虛的人越來越多，反而不適合服用這味藥，而應改服腎氣丸。

四十歲以上的人，應多關心自己的身體，並適當進補，但一定要在有經驗的中醫師指導下，辨證選擇最適合自己的中藥，而不能人云亦云，或道聽塗說，不加分辨地亂補。

與腎水有關的病可用腎氣丸

就補腎而言，真正陰虛者並不太多，反是腎陽虛的人越來越多，這可能與當代人的生活方式有關。腎陽虛者，容易招致寒氣，「陽虛生外寒」，可服用腎氣丸。

腎氣丸也叫八味腎氣丸、金匱腎氣丸，組方比六味地黃丸多了附子和肉桂兩味藥，但藥的性質卻發生了根本的轉變。六味地黃丸是補陰的，其適應症如前所述。腎氣丸卻是補陽的，適應於腎陽不足、不能化水的病症。許多人感到精力不足、腰痛腰痠，同時明顯怕冷，就屬於腎陽虛。

只多出兩味藥，為什麼藥的性質就發生了根本轉變，把補陰的名方變成了補陽的代表？初學中醫的很多人不容易搞清其中的道理。明代醫家張景嶽這樣解釋說：「善補陽者，必於陰中求陽，則陽得陰助，而生化無窮」。打個比方，六味地黃丸是補陰的，相當於提供了液態的汽油，而附子和肉桂兩味熱藥，則是提供了打火裝置。有了打火裝置，火就能燒起來，加上有汽油的供應，火便能熊熊燃燒，溫暖周身。

腎氣丸的適應症非常廣泛，凡是與腎陽虛而腎水泛溢有關的病，都可用腎氣丸治療。

男性前列腺炎或前列腺增生，平時怕冷；此外，性事不佳，陽痿早洩，夜間小便頻多，腰痠怕冷，大多屬於腎陽虛，可用腎氣丸調治。

女性經前肚子涼痛，臉色蒼白，平時手腳冰涼，月經後腰痠背痛，膝蓋發軟，屬於腎陽虛，是腎氣丸的適應症。

不論男女，經常感到下半身怕冷，小肚子涼而不舒，小便不利，早上面目輕微浮腫，下眼瞼浮腫，像一隻蠶臥在那裏；晚上下肢浮腫，多見於腎炎病人，可用腎氣丸治療。

糖尿病患者口乾口渴，喝很多水，但大部分時候都是想喝熱水，不喜歡喝涼水；喝水沒多久就想小便，喝得越多尿越多。這就是東漢著名醫家張仲景在《金匱要略》中記載的：「男子消渴，小便反多，以飲一斗，小便一斗，腎氣丸主之」，這時可服

腎氣丸的適應症非常廣泛，凡是與腎陽虛而腎水泛溢有關的病，都可用腎氣丸治療。

用腎氣丸。

此外，患有慢性腎炎、醛固酮增多症、甲狀腺功能低下、腎上腺皮質功能減退、慢性支氣管哮喘、冠心病、更年期症候群等，偏於怕冷、手腳不溫者，大都屬於陽虛。還有多種老年病，如前列腺症候群、老年性白內障等，服用腎氣丸可以明顯改善症狀。

目前，許多藥店賣有桂附地黃丸，與金匱腎氣丸作用類似，有腎氣丸適應症時也可選用。

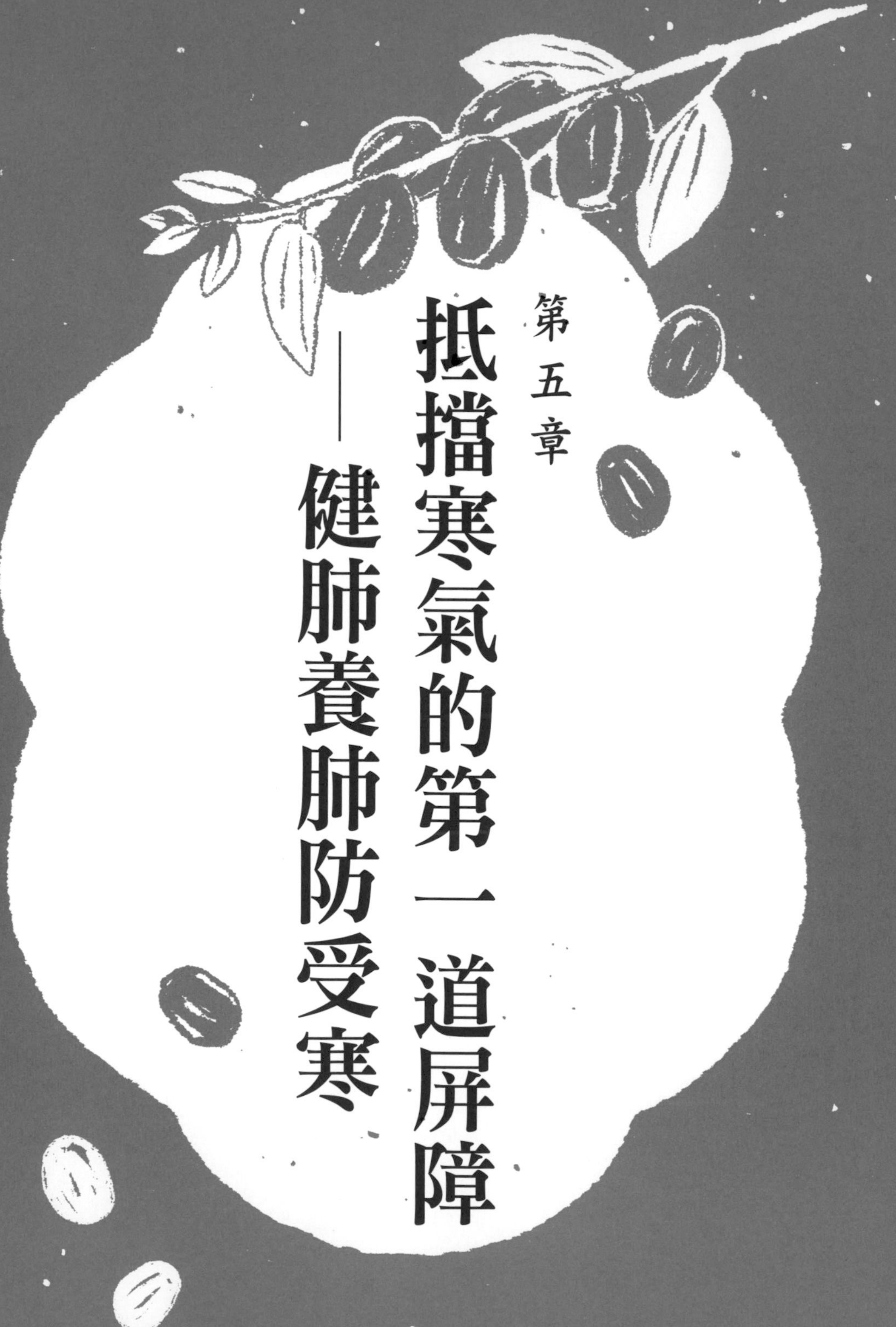

第五章

抵擋寒氣的第一道屏障

——健肺養肺防受寒

肺位於五臟之顛，就像一把大傘，為五臟六腑遮風擋雨。肺是人體的中央空調，朝百脈，主皮毛，通過宣散肅降，排出廢液，調節人體溫度，維繫生命的正常新陳代謝。

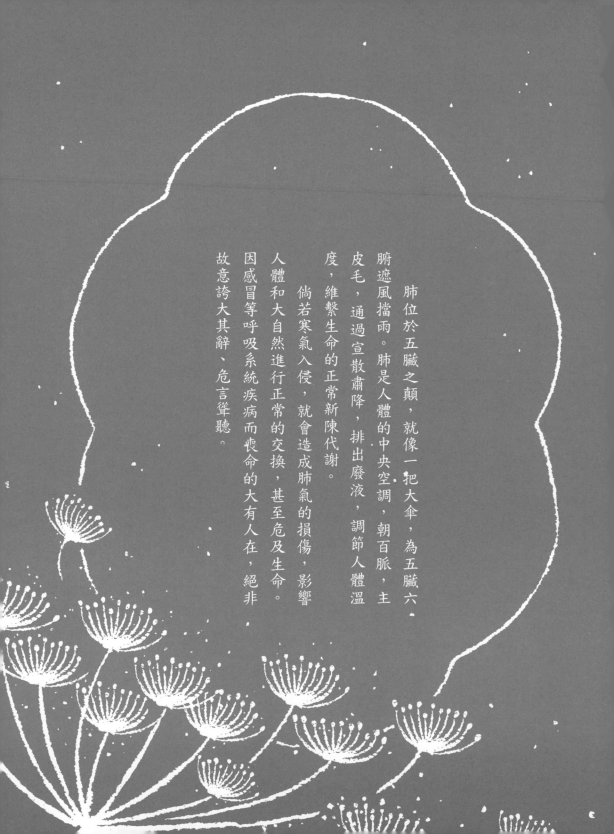

倘若寒氣入侵，就會造成肺氣的損傷，影響人體和大自然進行正常的交換，甚至危及生命。因感冒等呼吸系統疾病而喪命的大有人在，絕非故意誇大其辭、危言聳聽。

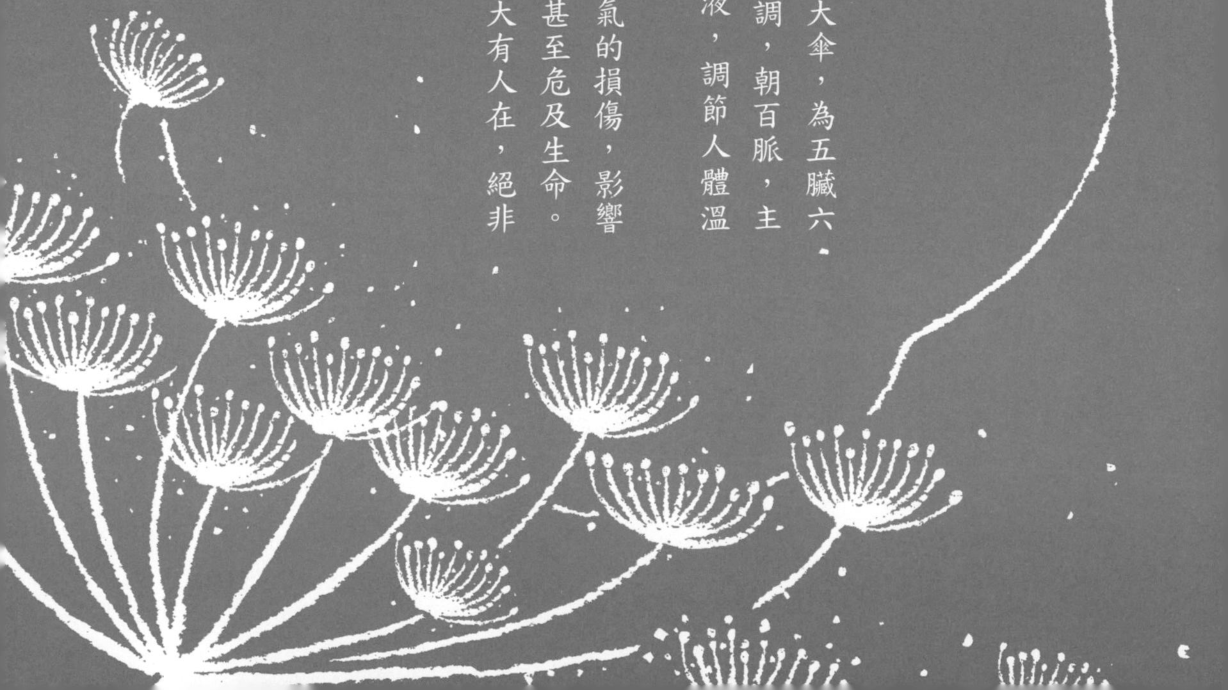

肺為抵擋外邪入侵把關

肺進行一呼一吸有規律地呼吸，確保了氣體出入人體的正常有序。中醫說：「風邪上受，首先犯肺」。如果自然之氣過於寒涼，過於乾燥，或者過於潮濕，都可能造成肺氣的損傷，引發呼吸道疾病。

人和天地自然有著密切的聯繫。在五臟當中，肺是與天氣關係最為密切的臟腑。肺是人與自然進行氣體交換的場所，吸氣時，大自然的清氣經鼻、氣管進入到肺；呼氣時，肺將體內代謝產生的濁氣排出體外。一呼一吸有規律地進行，確保了氣體出入的正常有序。但是，如果自然之氣過於寒涼，或者過於乾燥，或者過於潮濕，都可能造成肺氣的損傷，引發感冒等呼吸道疾病。

肺系統是抵抗外邪入侵的第一道屏障，也是調節體內溫度和濕度的中央空調。為了健康，我們要養護好自己的肺。

肺是人體的中央空調

空調的主要作用是調節溫度和濕度。炎熱的夏季，空調把室內的溫度降下來，使人感到涼爽；寒冷的冬天，空調把室內的溫度升起來，讓人感到溫暖；空氣濕度大時，人們會感到胸悶頭昏，這時還可以用空調除濕……。其實，人體也有自己的中央空調，那就是肺。

中醫所說的肺，不是一個單獨的臟器，而是包括鼻、皮膚、毛孔在內的一個系統。天氣熱時，肺通過宣發而使毛孔張開，透過出汗把多餘的熱量帶出體外。天氣涼時，則使毛孔閉合，減少散熱，產生保暖的作用。乾燥的空氣進入肺內，肺可以使其濕化。肺對溫度和濕度的調控，還可以利用對水液的調節來實現。肺是水的上源，有通調水道的作用。水道暢通，就相當於涵養了水源，而有活水就不難有涼爽的氣候。

臨床上會遇到一些汗出異常的病人，有的是很容易出汗，白天稍一活動就汗出如雨，天熱時更加明顯。還有一類人不會出汗，不管天氣多熱，就是不會出汗。從中醫角度分析，這些

> 中醫所說的肺，不是一個單獨的臟器，而是包括鼻、皮膚、毛孔在內的一個系統。像是汗出異常、特別怕熱或者特別怕冷的人，都是因為肺系統出了問題。

都是肺系統出了問題。前者需要斂降肺氣，用五味子、浮小麥、龍骨組方治療；後者則需要宣發肺氣，用麻黄、杏仁、乾薑等治療。特別怕熱或者特別怕冷，也往往是體內的空調運行失常，而調理肺就是一條可行的治療方式。

肺是寒邪入侵的第一道關口

肺開竅於鼻，肺主皮毛。肺這個系統，還主要包括鼻子和皮膚毛孔。

鼻孔是自然清氣進入人體的第一道關口，也是寒氣入侵的第一道關口。因此，天氣突然變冷時，人們受寒的首發症狀，就是鼻塞、流涕、打噴嚏。皮膚毛孔分佈於人的體表，構成了抵禦外邪的第一道屏障。風霜雨雪所帶的寒氣，也會首先侵犯皮毛，引起惡寒、汗出不暢、全身肌表不適、打寒顫等症狀。從游泳池出來後會起雞皮疙瘩，也是受到寒氣的表現。

寒氣從鼻子、皮毛入侵，首先會影響肺的功能，引起咳嗽、氣喘、胸悶等症狀。如果及時調肺，就可以驅邪外出，防止病邪的入裏變化。

五臟之中，肺在體內的位置最高。寒氣從鼻子、皮毛入侵，首先會影響肺的功能，引起咳嗽、氣喘、胸悶等症狀，因此中醫說：「風邪上受，首先犯肺」。普通感冒、流行性感冒、呼吸系統感染、慢性支氣管炎、哮喘以及許多傳染病等，在初期都會表現出肺系統的症狀。如果及時調肺，就可以驅邪外出，防止病邪的入裏變化。

關節病變多與肺有關

許多老年人都有這樣的經驗，就是每當要變天時，就會感到關節疼痛不適，比天氣預報還要準。肺虛的人對氣候也很敏感。肺氣虛弱的人，呼吸氣短、動輒出汗，稍有寒氣就會感冒。

有關節疾病的人對氣候敏感，肺虛的人也對氣候敏感，而這兩類人之間也有關係。《黃帝內經》說：「肺主氣，主治節」，意思就是肺主治節氣。節氣是指一年的二十四個節氣，就是氣候變化的轉捩點。

人與自然界相應，也就是要與自然界的節律一致，這主要需靠肺的主氣、治節功能。肺氣一虛，不能趕上自然界氣候變化的步伐，因此天氣一變就會生病。

一年有十二個月二十四個節氣，人體的大關節包括肩關節、

人體的生活作息要與自然界的節律一致，主要需靠肺的主氣、治節功能。中醫臨床上治療關節的病變，也往往從治肺入手。

肘關節、腕關節、髖關節、膝關節、踝關節，雙側正好也是十二對，共二十四個關節面。這個關節的「節」與節氣的「節」，確實有密切的聯繫。關節的病變，就與節氣相應，與天氣相應，與肺也有密切的關係。中醫臨床上治療關節的病變，也往往從治肺入手，對關節冷、疼痛等症狀，就有極好的療效。

呼氣咳痰辨寒熱

肺為華蓋，為嬌臟，最容易受傷。肺受損傷之後，就會出現咽癢、咳嗽、咯痰、氣喘等症狀。但究竟是受了風寒還是風熱，我們呼一口氣就可以知道。

呼口氣可知是否受寒

口鼻呼出來的氣是涼是熱，是辨別寒熱的重要線索。感冒、發燒、身體不舒服時，將手背貼近口鼻，呼氣時如果能明顯感覺到氣是熱呼呼的，多屬於熱證、上火、受到了風熱。相反地，呼出的氣如果是涼涼的，則表示肺內有寒氣，屬於寒證虛證，這時候即使是高燒、咳嗽痰黃，也不能輕易使用清熱瀉火的藥。

呼氣辨寒熱，對於小兒疾病的辨證更有實用意義。小孩子不能確切描述自己的症

健肺養肺要及時

肺需要及時養護。根據肺的生理特點，我們可以選擇以氣養肺、以水養肺、以食養肺、以藥養肺、以笑養肺、以動養肺等方法，從日常生活中進行有效地保養。

養肺六法

根據肺的特徵，可用以下六種方法進行保養。

以氣養肺：肺主氣，主司呼吸。清氣和濁氣在肺內進行交換，吸入氣體的品質對肺的功能有很大影響。要想使肺保持清靈，首先要戒煙，並避免二手煙的危害。不要在空氣污濁的地方長期逗留，如果聞到有異常氣味時，要迅速用手或口罩把鼻子保護起來。

如果環境許可，可以經常到草木茂盛、空氣新鮮的地方做做運動，反覆深呼吸，將體內的濁氣排出。定期到森林、草原、海邊等地，散散步，吹吹風，更有利於肺的調養。

以水養肺：肺是一個開放的系統，從鼻腔到氣管再到肺，構成了氣的通道。肺部的水分會隨著氣的排出而散失，尤其是秋冬乾燥的空氣，更容易帶走水分，造成肺黏膜和呼吸道的損傷，這就是中醫所說的：「燥邪容易傷肺」。因此，及時補充水分，是肺保養的重要措施。

一般而言，一個健康的成年人，每天至少要喝一千五百毫升水，而在秋天，每天喝水二千毫升以上才能確保肺和呼吸道的潤滑。因此，建議大家每天最好在清晨和晚上臨睡之前各喝二百毫升的水，白天兩餐之間再喝約八百毫升的水。肺潤澤了，皮膚也會光鮮潤滑，這也是不花錢的美膚祕方。

以食養肺：甘蔗、梨、百合、蜂蜜、蘿蔔、黑芝麻、豆漿、豆腐、核桃、松子等食物，有滋養潤肺的功能，我們可以藉由吃這些食物，以食療方式來養肺。口、鼻、皮膚乾燥的人，秋季可以多吃上述食物，也可以根據喜好做成如以下的藥膳食用。

現咳嗽、氣喘等症。《黃帝內經》說：「五臟六腑皆令人咳，非獨肺也」，就是這個意思。

所以，腎虛時需要補腎養肺，稱之為「金水相生」（註：在中醫中，金代表的是肺，水代表的是腎臟，金水相生就是肺臟的功能對腎臟的功能有輔助作用）；脾虛時，需要健脾益肺，稱之為補土生金（註：肺屬金，脾屬土。肺虛者除治肺外，也要調理脾胃）；心火旺時，需要清心火，使火不剋金；肝氣鬱積時，需要疏肝，防止木來侮金（註：相侮是相剋的反向，即反剋，指事物間關係失去正常協調的表現。「木伍金」即肝病可以影響肺）。總之，調諸臟即是治肺。

有一位朋友，他因生氣後胸悶咳嗽去找一位名醫看病，對方開了逍遙丸給他。後來他發現這是主要治療婦科疾病的中成藥，於是問我是不是這位醫生搞錯了。如果他明白了「調諸臟即是治肺」的道理，就不會為此而大驚小怪了。

> 得鼻炎的孩子因為鼻孔老是被分泌物擋著，出氣回氣都不能暢通，就會感到胸悶難受，所以不容易專注學習。

管好鼻子，寒氣不侵

經常聽到有些家長抱怨，自己的孩子原來挺聰明的，自從得了鼻炎之後，經常頭痛頭昏，注意力不集中，晚上睡不好，唸書很難專心，成績下降許多，人也變得呆頭呆腦的，不知道是怎麼回事。

其實道理很簡單。中醫認為，肺開竅於鼻，是天之清氣進入的通路。鼻子暢通，氣就能順利入肺，肺就能保持長久的清靈剔透。肺氣充足而清，孩子就反應敏捷，記憶力良好。得鼻炎的孩子則相反，因他的鼻孔老是被分泌物擋著，出氣回氣都不能暢通，就會感到胸悶難受，當然不容易集中精力去學習。特別是晚上睡覺時，鼻孔不暢通導致氧氣的攝入不足，頭腦就會缺血缺氧，因而影響腦的發育。

鼻子是肺與外界氣體相通的地方，也是寒氣侵襲人體的重要入口。要防止寒氣的入侵，就要把好鼻子這一關。管好鼻子，不僅是防止寒氣的重要措施，對於提高孩子的智力、專注力和學習成效，也是很重要的。

以下是在日常生活中能夠做好鼻子保健的一些簡單方式。

修剪鼻毛不要過度：鼻毛的修剪不能過度，更不能拔除鼻毛。因為鼻毛位於鼻子的前沿，像呼吸道的前哨，擔負阻攔灰塵、細菌進入體內的任務。它能黏住進入鼻腔的任何微小灰塵，再由鼻腔黏膜分

鼻子是肺與外界氣體相通的地方，也是寒氣侵襲人體的重要入口。要防止寒氣的入侵，就要把好鼻子這一關。

按摩迎香穴保鼻暢通

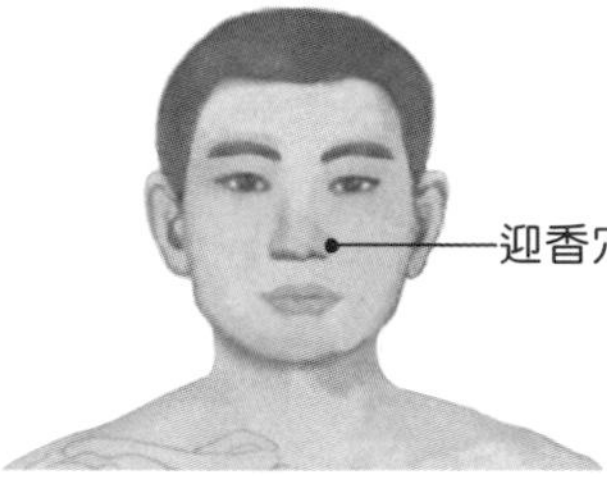

用雙手食指尖揉動兩側迎香穴共兩百下。再將兩手食、中指分別併攏，自迎香穴開始，向上搓至內眼角共兩百下，使鼻樑有發熱的感覺，這樣可以確保鼻腔的暢通，防止鼻病的發生。此外，天氣逐漸轉涼之後，人體內的燥熱之氣也逐漸旺盛。在燥氣的侵襲下，最容易受傷的是肺。這時，不少人會出現咳嗽、喉嚨乾痛等情況。原本就有呼吸系統慢性病的病人，更容易舊病復發。而多按摩迎香穴，能提升肺氣，可以產生防病的作用。

泌的黏液圍住，形成鼻涕排出體外。而較大的異物，如小蟲、草屑等進入鼻腔時，鼻毛不但具有攔阻作用，而且還向神經系統傳遞資訊，引發噴嚏，借助噴嚏強大的氣流將它們清除到鼻外。

改掉挖鼻孔的不良習慣：很多人有挖鼻孔或拔鼻毛的習慣。剛開始，可能是因為鼻內有乾燥、燒灼或瘙癢的感覺，但時間久了，就會在不知不覺中形成習慣。其實，鼻內的不適可能是鼻病造成的，應當及時處理。比如，及時擤鼻涕，可減少鼻腔分泌物的刺激，預防鼻前庭炎；治療慢性鼻炎、乾燥性鼻炎等原發病；鼻內乾燥或發癢時，滴用消炎、止癢的藥液等。而不應該盲目地挖，以免用力過度而損傷鼻黏膜。

擤鼻涕有訣竅：鼻內有鼻涕或異物時，一般都會用力擤，將其排出。但是，當這些物質比較靠近後鼻腔時，擤鼻子往往不容易排出。此時可稍稍用力吸氣，將其吸入口腔，再用力呼氣，使之排出來，這樣可以避免擤鼻涕時因用力過度，造成中耳炎。鼻腔堵塞嚴重的，可以用手捏住一側鼻孔，另一鼻孔用力呼氣，兩側輪流進行，如此更容易擤通。

防止異物入鼻：在寒冷的冬天，特別是有下雨或寒流時，最好戴口罩外出，避免冷空氣直入鼻腔。花粉飛散的春季，也要注意保護好鼻子，避免受到異物的刺激。

常揉迎香穴使鼻暢通：迎香穴位於臉部，在鼻翼旁開約一公分的地方。它可以治療許多病症，如鼻炎、鼻竇炎、感冒等。平時保健，可用雙手食指尖揉動兩側迎香穴共二百下。再將兩手食、中指分別併攏，自迎香穴開始，向上搓至內眼角，共搓二百下，使鼻樑有發熱的感覺。這樣可以使鼻腔暢通，防止鼻病的發生。

過敏性疾病多與肺有關

許多人有過敏的經驗。由於人體免疫系統對細菌、病毒、花粉、蟎蟲、皮毛、藥物等相排斥，因而引起異常反應，這就是過敏。過敏一般表現為皮膚的紅腫、瘙癢，出現斑塊，以及喉部、支氣管、胃腸道的痙攣，有的還會發生過敏性休克。

過敏性疾病發病率很高，約佔總人口的百分之二十，從新生兒到中老年人，各年齡層的人都有可能發生過敏。

過敏性疾病有很多種，常見的有過敏性皮膚炎、過敏性鼻炎、過敏性哮喘、過敏性紫癜等。其中，過敏性皮膚炎的種類最多，包括濕疹、藥疹、蕁麻疹、接觸性皮膚炎、皮膚劃痕症（註：硬物劃過皮膚後所引起的蕁麻疹）等。

大多數過敏性疾病都與肺有關，可以通過宣肺的方法進行治療。由於肺開竅於鼻，過敏性鼻炎多屬於肺氣虧虛，或肺腎陽虛；肺主宣發肅降，過敏性哮喘的根源就在於肺氣不能斂降，肺失宣肅則發生過敏性咳嗽；肺又主皮毛，蕁麻疹、濕疹等過敏性皮膚病，多是由於肺氣不足，營衛不和，風寒鬱於皮內所致。這些疾病，在治肺後都能得到緩解。運用前面的方法，平時做好肺的養護，就可以防止這些疾病的發生。

過敏性疾病有很多種，其中又以過敏性皮膚炎的種類最多。而大多數過敏性疾病都與肺有關，可以透過宣肺的方法進行治療。

我的養生大法

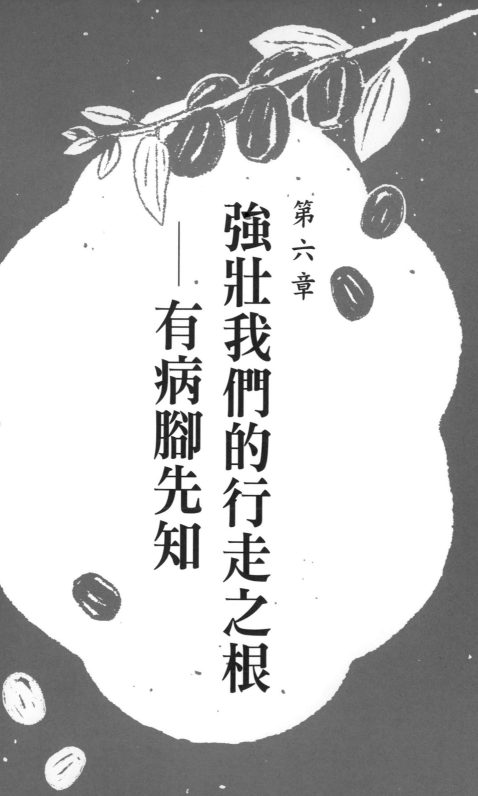

第六章

強壯我們的行走之根

——有病腳先知

腳是人體的第二心臟，有六十多個穴位，六大經絡，眾多反射區，與我們的五臟六腑緊密相連。

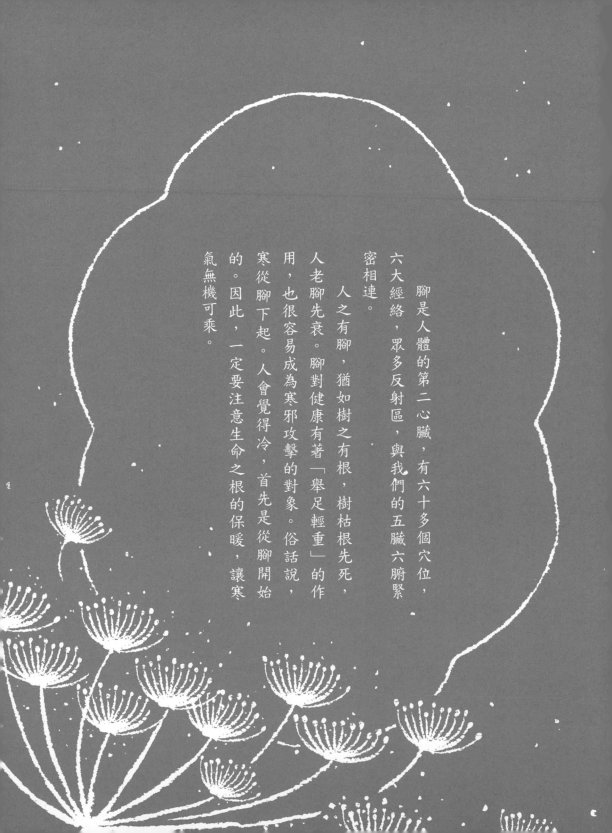

人之有腳，猶如樹之有根，樹枯根先死，人老腳先衰。腳對健康有著「舉足輕重」的作用，也很容易成為寒邪攻擊的對象。俗話說，寒從腳下起。人會覺得冷，首先是從腳開始的。因此，一定要注意生命之根的保暖，讓寒氣無機可乘。

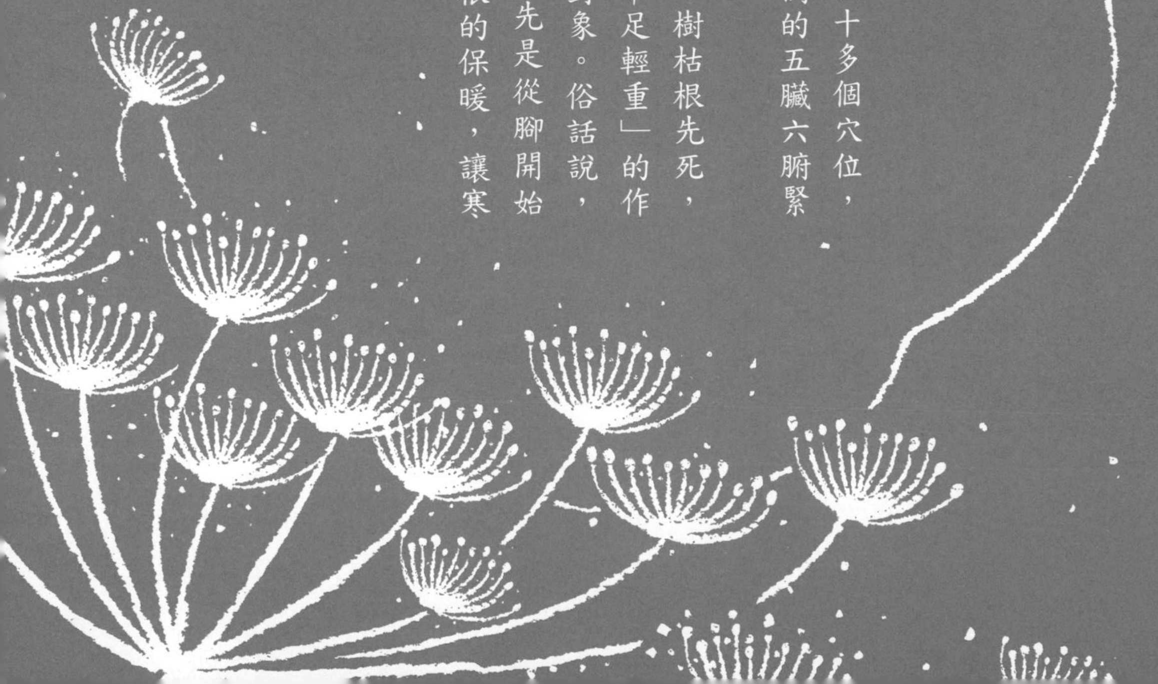

寒從腳下起

腳是人體的第二心臟，但也最易受寒，招致疾病，我們要像保護心臟一樣地保護自己的腳，不讓它受傷。

足部是寒邪入侵的通道

人的腳底隱藏著一個祕密的調控系統，有許多按鈕，直接與內臟相連。按摩刺激這些按鈕，就能開啟相應的線路，對相應的臟器進行修復和調節。

俗話說：「寒從腳下起，人老足先衰」。腳底也是離心臟最遠、血液最不容易到達的地方，因此腳底不容易保暖，最容易受寒。有的人不注意保養足部，經常足涉涼水，赤腳在污水中行走，雨水淋濕鞋子不立刻換下，睡覺時腳對風口，以及腳髒腳臭不立刻洗腳等，都容易招致寒氣的入侵。更重要的是，腳上有許多連接內臟的穴位，寒氣從足部入侵，會直接影響這些臟腑的正常生理功能。

頭涼足暖利於眠

自古以來，民間就有「頭涼足暖利於眠」的說法，這是符合醫學道理的寶貴養生經驗。

睡眠時，頭露在外面，既有利於頭部散熱，保持清涼，具有寧心安眠的作用，也有利於呼吸暢通，使腦部供氧充分。在炎熱的夏天，使用竹枕、玉枕、瓷枕等涼枕，能降低頭部的溫度，因而可用來治療失眠，保健腦部。相反地，喜歡把頭蒙在被子裏睡覺的人就要注意了，蒙著被子睡覺會使睡眠不沉，腦部氧氣供應不足，進而影響隔天的工作。時間長了，會造成反應遲鈍，記憶力下降。

睡覺時，足部是要重點保暖的部位。許多父母發現，如果孩子在睡覺時不小心踢開了被子，第二天就會感冒、拉肚子。因此睡前要幫孩子把被子蓋好，特別是足部的位置，被子要向裏折一點，壓在腳下，以免被踢開。對於老年人，冬天可以用熱水袋或羊毛毯放在足

> 腳上有許多連接內臟的穴位，寒氣若從足部入侵，會直接影響這些臟腑的正常生理功能。

部，腳暖和了，就能睡得香甜。

讓腳瞬間變暖的妙法

寒冬時，冷風會從褲口往裏灌，雙腳麻、木、涼、痛，加上從足心到小腿，再到全身，被凍得瑟瑟發抖。這是我三十年前曾有的經歷，現在想來，更能體會「寒從腳下起」的意思。

現在的人很少能體會腳凍的感覺了，但還是有腳涼的時候。如果不採取正確的方式，可能一夜雙腳都不會暖，這可是不利於健康的。以下介紹的，是能夠讓腳瞬間暖和起來的六種方法，看起來簡單，卻很有效。

踏步法：做原地踏步動作。腳落地時稍用力，只需五到十分鐘，雙腳就會暖和。注意選擇地點，儘量不要在臥室進行，以免打擾到樓下的鄰居。

頓足法：同時抬起雙腳腳跟，腳尖著地，再迅速頓下腳跟，反覆五十至六十次。此法對便秘有作用，但老年人不宜。

按摩法：盤坐在床上，兩腳掌相對，用雙手摩搓足背以及小腿。然後再搓足心，到溫熱為止。睡前適度按摩足部，更能改善血液循環，達到安神鎮靜、促進睡眠的作用。

浴足法：用溫熱水泡雙腳，邊泡腳邊揉搓按摩。也可以在熱水中加入少數鹽待溶化後浸泡，有消炎作用。有灰指甲、足癬等足病者，可以用苦參三十克、白蘚皮三十克、蒼術三十克、枯礬十克，煎水泡腳，既能暖足，又能治病。

薑湯法：腳涼，全身又覺得有寒氣的，可以熬一碗薑湯趁熱喝下，再蓋被取暖。特別是涉水、淋浴後，腳部受寒者，更適合用本法。

舉腿法：仰臥床上，雙手置於身體兩側，將兩條腿緩緩舉起，垂直於身體，稍作停留後，再緩緩放下，如此重複數次。本法還可以鍛鍊腹肌，有助於減肥。

觀足療法——看腳知健康

有病腳先知，透過觀察足部，就可以知道身體是否健康，測知疾病的蛛絲馬跡。

由腳看健康

我們足部有二十六塊骨骼和三千個神經，人體的健康情況會傳到腳上，在那裏表現出來。因此，腳如果病了，很可能人也就病了。

觀察足部骨骼：長期穿高跟鞋的女性，足跟部骨骼變形，往往伴有盆腔病變；足部的鼻反射區（註：位於雙腳拇趾遠節趾骨內側，自拇趾趾腹邊緣延伸到拇趾趾甲根部，呈L形）凹陷，可能有過敏症；鼻反射區凸出，則可能有發炎症狀。

觀察足部的肌肉：足掌肌肉過於鬆軟，表示陽氣虧虛；肌肉過於僵硬，則表示氣滯血淤，臟腑功能有障礙。

觀察足部的溫度：足掌冰冷，屬於陽虛有寒氣，血液循環不暢；足心發燙，則表示陰虛火旺，或者虛陽外越。

觀察足部的濕度：足趾間乾裂角化，見於血虛早衰的中年人；足趾間過於潮濕，則見於濕熱偏盛、內分泌失調的患者。

觀察足部的顏色：異常的顏色變化，如紅色、藍色，白色點狀物等，表示相對應的臟器可能有問題。特別是大腦反射區（註：位於雙腳腳底拇趾趾腹的下部）及額竇反射區（註：位於雙腳的五趾靠尖端約一公分的範圍內），如果呈現紫暗色，往往表示腦血管有問題，可能是中風的先兆。

觀察足部有無腫脹：足踝部水腫，表示有腎病、心臟病或內分泌系統疾病；內外踝淤血腫脹，表示盆腔或髖關節病變；足部反射區有明顯的腫脹或隆起，表示該反射區相對應的臟腑器官有慢性

足跟部骨骼變形，往往伴有盆腔病變；肌肉過於僵硬，則表示氣滯血淤，臟腑功能障礙；足踝水腫，表示有腎病、心臟病或內分泌系統疾病。

- 骨質增生時，往往足底疼痛，特別是腳後跟疼痛。
- 痛風時，腳大拇趾或腳踝疼痛劇烈。
- 陽虛、血液循環不良者，常感到雙足冰冷，難以暖熱。
- 氣血虧虛的人，足部麻木，夜間更加明顯。

常見疾病的足部信號

許多慢性病會在足部出現信號，及早發現這些警訊，可以做到早診斷早治療，防患於未然。

糖尿病：在胰腺、眼、心、上身淋巴、甲狀腺等反射區，可以觸摸到皮下顆粒狀的小結節。在小腿內側中部，也就是小腿的胰反射區，也可能觸及一個痛性結節。這個結節的大小，往往與血糖濃度有關。血糖濃度升高，結節變大；血糖濃度降低，結節變小。

高血壓：在頭、頸、腦垂體、腹腔神經叢、腎上腺、輸尿管、膀胱等反射區，有比較明顯的壓痛，也能在皮下摸到小結節；血壓點反射區按上去是緊繃的，像按在琴弦上的感覺。

低血壓：低血壓時，血壓點反射區按上去有空、虛的感覺。

中風：雙足不對稱，一側足變形、內翻，足部肌肉鬆弛或痙攣；足部皮膚粗糙、無華，有時可見淤斑；頭、頸、腎、上肢、下肢、坐骨神經等反射區均有壓痛，按上去有空、虛感，或者凹陷，患側更加明顯；可觸及小結節或條索狀物。

肝膽疾病：肝功能不佳者可見足趾上翹；肝臟有腫大傾向時，可見足趾腫脹；足趾發硬則可能是肝硬化；肝、膽、腎等反射區常有壓痛，可發現小丘疹或小結節。

月經不順：在子宮、卵巢、輸卵管等反射區，往往可見青筋暴露，以及極淺的淤斑。相關反射區常有壓痛感，有顆粒狀的小結節。

更年期症候群：足部常有脫皮、小丘疹、淤斑，腳掌紅潤。在子宮、生殖腺、甲狀腺、甲狀旁腺、腎、腎上腺等反射區，均有不同程度的壓痛，並有顆粒小結節或條索狀硬塊等。

前列腺疾病：在前列腺、腎、輸尿管、膀胱等反射區，可觸及小結節，小結節有壓痛感。

頸腰椎骨質增生：頸椎、腰椎反射區，以及皮下骨骼處，可摸到高低不平、類似骨質增生的結節。在頭部、頸部、斜方肌及上半身淋巴結等反射區，也可以摸到顆粒狀的小結節，並有壓痛感。

類風濕性關節炎：可見趾關節變形或攣縮，足掌血液循環較差，足部肌膚不溫，色澤少華。上半身淋巴結、脊椎、腎、腎上腺、甲狀旁腺、輸尿管、肩、肘、腕等反射區有壓痛感，也可能觸及小結節或條索狀物。

一些腳部疼痛，尤其是持續幾天甚至幾週的，很可能是某些疾病的徵兆，如血管疾病、糖尿病，甚至是癌症。

按摩足部可以解決大部分的疾病

人的雙腳上有與各臟腑器官相對應的反射區與穴位，刺激這些地方，可以促進人體血液循環，調理內分泌系統，增強人體器官功能，產生防病治病的自我保健效果。

臟腑器官在足部的反射區，分佈很有規律。人的雙腳合起來，正是人體組織器官立體分佈的縮影。當體內臟腑器官的功能或結構發生異常時，其足部反射區就會有痛點、結節出現。刺激這些區域，就能調節相應臟腑的功能，加速氣血的運行，促進毒素和廢物的排出，激發組織細胞的再生能力，最後使臟腑器官的功能恢復。

足部按摩的適應症

足部按摩主要適用於以下幾類病症。

- 內科疾病中的消化道功能紊亂、消化性潰瘍、糖尿病、高血壓、失眠等，藉由足部按摩都有不錯的療效。
- 外科疾病中的骨質增生、軟組織損傷、前列腺疾病等，也適合足部按摩治療。
- 婦科疾病中的月經失調、更年期症候群、子宮肌瘤等，輔以足部按摩，效果更好。
- 小兒科疾病中的大腦發育遲緩、腦性麻痺、兒童抵抗力下降、反覆呼吸道感染、消化功能不良、厭食症、注意力不集中等，藉由足部按摩能產生重要的輔助治療作用。
- 精神官能症和各種神經痛，足部按摩有理想效果。
- 各種過敏性疾病，如過敏性哮喘、過敏性皮膚炎、過敏性鼻炎，足部按摩有輔助作用。
- 各種發炎症狀，如乳腺炎、咳喘、淋巴管炎、上呼吸道感染、脈管炎（註：血栓閉

足部按摩的部位涵蓋腳底、腳背與腳踝，是藉由刺激末梢神經來促進血液循環與代謝的穴道療法。

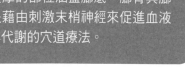

按摩足部治病

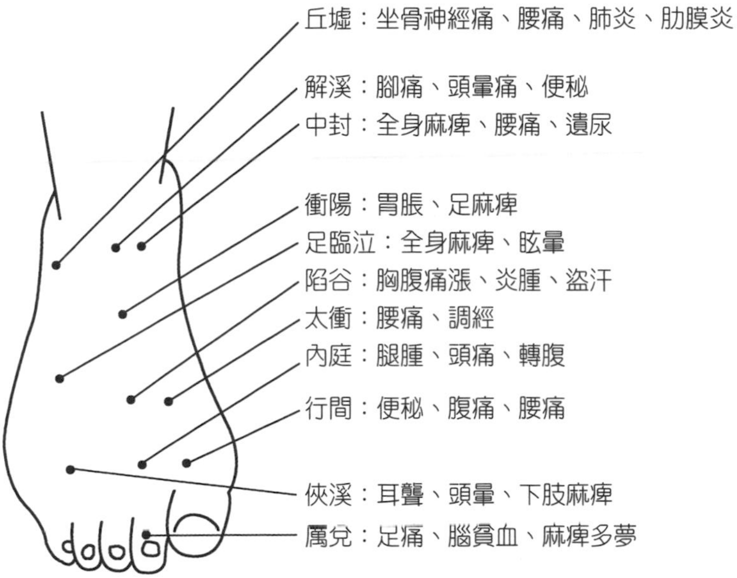

除反射區外，腳上有很多穴位，經常按摩可以治療多種疾病。

塞性脈管炎之簡稱，為較常見的周圍血管慢性閉塞性病變，主要累及四肢中、小動脈，多見於下肢）、皮膚炎等，足部按摩能改善症狀。

當然，足部按摩絕不是包治百病的靈丹妙法，以下病症就必須禁忌。包括：各種出血，如腦溢血、子宮出血、消化道出血、支氣管擴張出血、各種內臟出血等；急性心肌梗死，嚴重的心、肝、脾、腎功能衰竭等，皆不宜用足部按摩的方法解決。

一些外科疾病，如急性闌尾炎、骨折、脫臼；各種傳染性疾病，如肝炎、結核病、流行性腦脊髓膜炎、腦膜炎、傷寒及各種性病；各種中毒，如煤氣中毒、藥物中毒、食物中毒，毒蛇、狂犬咬傷等；各種嚴重精神病患者；這些病症病情急危，必須立即去醫院救治，但足部按摩可以在康復期間產生輔助治療的作用。

泡腳治百病

曾經聽過有位專家推薦一個不需多花錢、安全有效的防病治病方法。每晚臨睡前，將五十克艾葉和二十克紅花，用數大碗水浸泡十五分鐘，再用大火燒開，改小火煮二十分鐘左右，連同藥渣一起倒入臉盆內，待水溫合適時放入雙腳，一邊浸泡一邊揉搓按摩三十分鐘左右。水涼時，再續加溫水。許多老年人使用這個方法，緩解了不少病痛。

也許，許多醫生會對於這樣的雕蟲小技不屑一顧，但這還真是個適合一般人的保健方法。以下也列舉幾類常見病症的泡足療法。

失眠：浴足的溫熱刺激能夠透過皮膚感受器，傳導到中樞神經系統，使中樞的興奮和抑制有序，因而夜間能促使人入睡，提高睡眠品質。我常向睡眠不好的人建議：每晚睡前三十分鐘，在半盆溫水中加入白醋一百五十克左右，泡腳半小時，擦乾雙腳後上床睡覺，往往可以迅速入眠。

亞健康狀態：溫水浴足可促進血液循環，舒緩神經緊張，緩解疲勞狀態，使人容易放鬆，有利於恢復體力。

心腦血管疾病：浴足能促進血液循環，改善雙腳的血液循環狀態。雙足處於人體最低位置，離心臟距離最遠，雙足末梢血液循環相對較差，保暖功能不強。而透過中藥藥液的溫熱刺激和透皮吸收，可以使足部血管擴張，血流阻力降低，提高血液的流速和流量。這樣就改善了全身的血液循環，因而對心腦血管疾病有顯著效果。

適當的浴足能協助降壓，對高血壓也有療效。這是因為中藥浴足改善了全身的血液循環，身體循環暢通，小靜脈回流加強，阻力降低，因而可以有效地降低血壓。若改變浴足的藥方，則對低血壓也有調節作用。

免疫力低下所引起的各種病症：中藥浴足在促進全身血液循環的同時，也改善了淋巴液的循環。淋巴液循環加快，就提高了人體的免疫功能。因此，泡腳對長期感冒、慢性鼻炎、慢性支氣管炎等多種免疫功能低下引起的疾病有效。

骨關節疾病：浴足能舒筋活絡，祛寒除濕，活血化淤，因此對風濕、類風濕引起的關節疼痛、麻木腫脹等，有良好的緩解作用。可選用當歸、五加皮、黃耆各二十克，川芎、桃仁、紅花、巴戟天各十克，制附子、川草烏、肉桂、連翹各十二克，細辛七克，煎水浴足。

足跟痛：可選用制川烏、制草烏各二十克，艾葉三十克，五靈脂、木瓜、紅花各三十克，煎水浴足。

踝關節扭傷：可用伸筋草三十克，五加皮、三棱、蘇木各、乳香、沒藥各二十克，煎水浴足。

經痛：浴足能暢通氣血，溫通經絡，因而對虛寒、氣滯、血淤導致的經痛，都有良好效果。對於最常見的虛寒型經痛，表現為下腹冷痛、熱敷痛減、手腳發冷的女性朋友，可以選肉桂十克、丁香五克、烏藥十五克、當歸三十克、川芎十五克、乾薑三十克、小茴十五克、吳茱萸六克、花椒十克、鹽少許，煎水泡腳。

浴足方法簡便，但每次要持續三十分鐘以上，持續三個月左右，效果才能顯著。泡腳之前可先用熱氣薰蒸一會兒腳部，等水溫適合時再開始。泡洗過程中可加熱水，最好能使全身微微出汗。泡腳時，腳可在藥水中不停活動，讓足底接受藥渣的刺激。若配合用手擦揉足部反射區，效果更好。

> 中醫養生提到，日常生活要「常摩足」，因為足部有超過一萬條的交感神經，藉著足部按摩就能夠反覆刺激身體的末梢神經，加強器官的自癒力，讓經絡順暢，便能保持身體健康。

我的養生大法

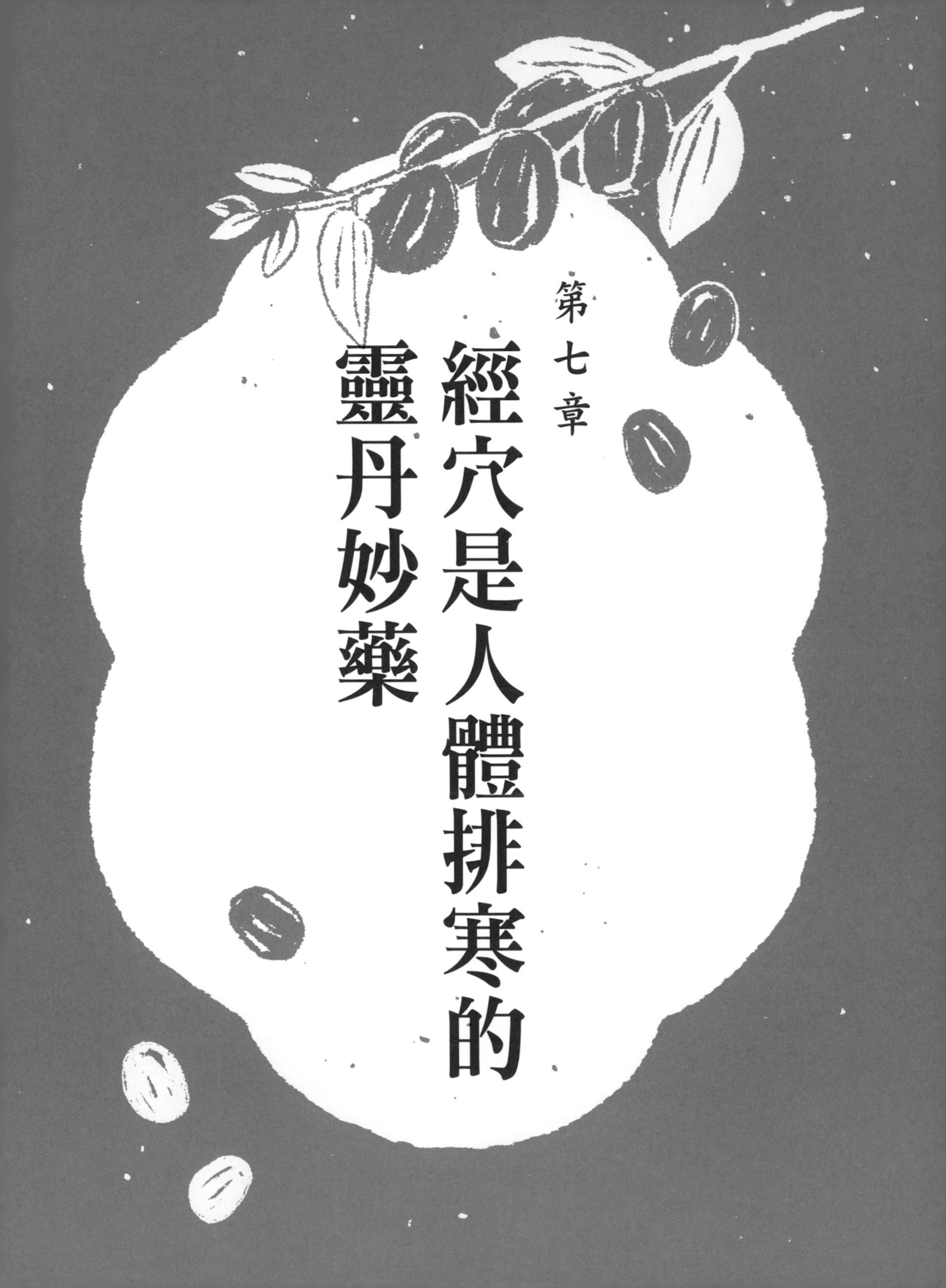

第七章
經穴是人體排寒的靈丹妙藥

我們生了病，總將希望寄託於藥物。殊不知，人體本來百藥齊全，最好的靈丹妙藥就長在我們的身上。

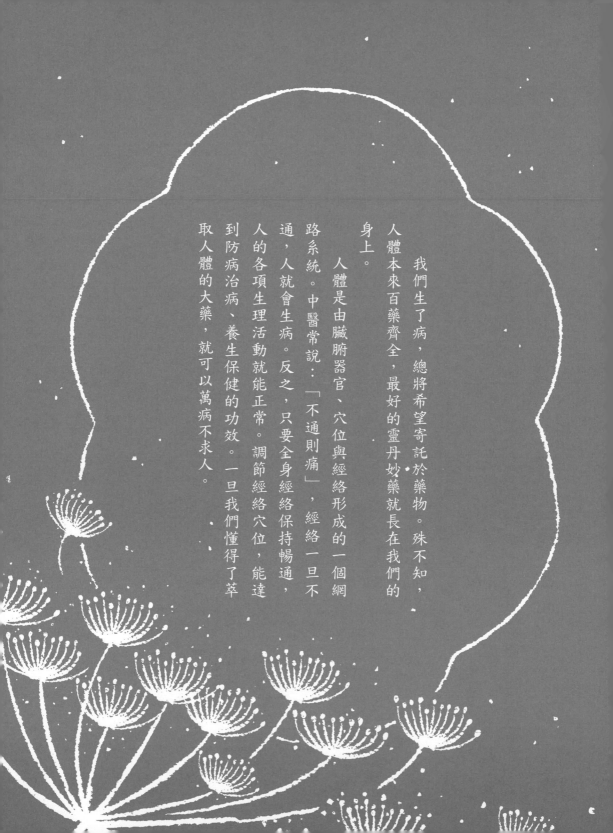

人體是由臟腑器官、穴位與經絡形成的一個網路系統。中醫常說：「不通則痛」，經絡一旦不通，人就會生病。反之，只要全身經絡保持暢通，人的各項生理活動就能正常。調節經絡穴位，能達到防病治病、養生保健的功效。一旦我們懂得了萃取人體的大藥，就可以萬病不求人。

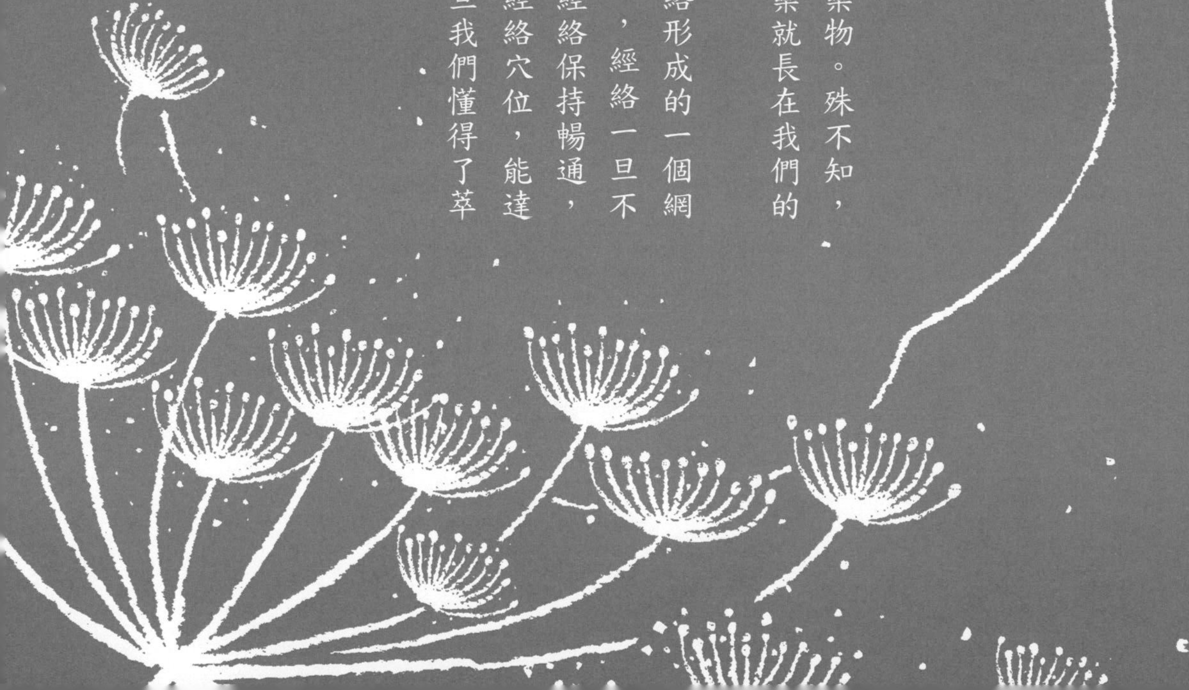

經絡穴位是人體的天然藥庫

當臟腑功能失常時，透過刺激體表相應的穴位，就能調節臟腑功能，達到緩解症狀、治療疾病的目的。當臟腑功能正常時，刺激特定穴位，則可以強化臟腑功能，達到養生保健的效果。

我們可以把人體看成一個網路系統，這個複雜的網路系統由三部分構成。

第一部分是隱藏在體內的臟腑器官，比如心、肝、脾、肺、腎，以及大小腸、膀胱、胃、膽等。每個臟腑都有其特定的功能，是完成各項生理活動的主體。

第二部分則是分佈於體表的穴位，這些穴位就像一個個指示燈一樣，能夠直接或間接地顯示體內臟腑的工作狀況。

第三部分就是經絡。一方面，經絡像網線一樣，把內在的臟腑和外在的穴位連接起來。正是有了這樣的連接，體內臟器的資訊才能傳輸到體表的穴位。因此，透過診察穴位就可以推測體內臟腑的狀況。另一方面，經絡的連接使穴位和臟腑之間能夠相互感應。當臟腑功能失常時，透過刺激體表相應的穴位，就能調節臟腑功能，達到緩解症狀、治療疾病的目的。當臟腑功能正常時，刺激特定穴位，就能夠強化臟腑功能，達到養生保健的效果。

全身的經絡縱橫交錯，分佈的穴位有近千個，有些穴位具有明顯的防病治病效果。可以說，經絡穴位的調節功能，是維護人類健康，攻克許多慢性病、疑難雜症的重要途徑。充分利用經絡穴位，既能養生治病，還能減少吃藥打針之苦。

從《傷寒雜病論》看疾病的經絡療法

不論是西醫或是中醫，看病都是分科別的。如以西醫的內科為例，就有消化科、呼吸科、心臟科、腎科、風濕科、內分泌科、血液科等；中醫院則有脾胃病專科、腦病專科、腎病專科。每一個專科針對一個系統的病症，明顯有臟腑辨證體系的方式。

但在《傷寒雜病論》裏，中醫的病證體系卻不是這樣的，它是以六經為分類綱領的。這個分類方法，非常重視經絡的辨

從《傷寒雜病論》看頸椎病的醫治，會用桂枝加葛根湯或者葛根湯，多半都一劑藥就見效。但大部分醫生會用活血化淤的方法，這樣則要十天半個月才會有效。

證，不管是什麼樣的病，都可以歸屬到六經裏面。

比如得了頸椎病，脖子和背部僵硬疼痛，熟悉《傷寒雜病論》的醫生，會辨別出這是太陽病。因為足太陽膀胱經循行於頸背部，這些症狀表示，是這個地方的經絡出了問題。醫治的方式就是想辦法讓它通暢，把入裏的寒氣祛除。用桂枝加葛根湯或者葛根湯，大多數一劑藥見效，七劑藥就治得差不多了。如果不從六經辨證，一看是頸椎病，局部血流不暢，用活血化淤的方法（大部分醫生都會這樣做），不是不見效，但沒有十天半個月不會有大的效果。這就是與經絡相關的六經辨證的魅力。

從《傷寒雜病論》一書可以看出，醫聖張仲景是十分重視經絡療法的。臨床上能夠根據病情的需要，有的先用針刺的方法，疏通經絡，打開通路，再服中藥祛除病邪；有的則針、藥同時應用，提高治療效果；有的則在相應穴位，用灸法、熨法（註：用藥末或藥物粗粒炒熱布包外熨）。選取穴位少而精，針對性很強，對於一些特定穴位、有特殊功效的，更是善於取而用之。

有人很有見地總結了《傷寒雜病論》經絡療法的特點。

《傷寒雜病論》經絡療法的特點是：陽證用針法，陰證用灸法；既重治療，更重預防；針與藥不可偏廢。

陽證用針法，陰證用灸法：陽證多熱，用針法可以疏通經絡，解鬱清熱；陰證多寒，用灸法則能溫通經絡，驅散寒氣。

既重視治療，更重視預防：有些病症有傳變的可能，可以針刺相應的穴位，截斷病邪傳導的通路，達到防止疾病遷延、惡化的目的。

針、藥不可偏廢：針灸與藥物併用能相得益彰。看看現在的中醫，會針灸的不會開中藥，會開藥的又不會針灸，這也是當前中醫治病臨床療效欠佳的原因之一。

溫經通絡是祛寒排毒的不二法門

經絡是人體內運行全身氣血、聯絡臟腑肢節、溝通上下內外的網路系統，必須保持暢通，人的各項生理活動才能正常。一旦出了差錯，經絡不通了，人就會生病，感到痛苦不適。中醫常說：「不通則痛」，大凡疼痛不適，都是由於不通所致。而中醫治病的目的，很多時候就是要找到這個不通的地方，透過各種方法使它暢通，達到「通則不痛」的目的。

引起經絡不通的原因很多，寒氣是其中最常見的。我們看「疼痛」的造字，就能體會出一定的道理。「疼」、「痛」均以「疒」為偏旁，說明疼痛與疾病有關，許多疾病都會使人疼痛，「痛」裏面是一個「甬」，「甬」是道路的意思，表示痛的原因是「道路出了問題」，不通暢了。「疼」裏面則是一個「冬」字，表示疼的原因與「冬」季有關，冬季的主氣就是寒氣，它是造成經絡不通、發生病痛的主要原因。

臨床上也發現，以寒氣為主因的病證越來越多，因而溫經通絡、祛寒排毒，是防治疾病、特別是疑難病證的不二法門。

溫經通絡的具體方法有多種，我最喜歡用的是溫經驅寒的中藥方劑，比如麻黃湯、桂枝湯、麻黃附子細辛湯、四逆湯、當歸四逆湯、桂附理中湯等，這些方藥應用得當，就能祛除深在的寒氣，並有溫補陽氣的作用。

中藥薰洗或薰蒸也是常用的方法。對於寒邪淤滯在體表、風寒濕侵襲關節的病變，比如肩周炎、頸椎病、慢性腰腿痛、風濕或類風濕性關節炎、寒性肥胖等，效果不錯。

灸熱貼和中國灸，是一種能夠發熱的膏藥，可以貼敷在疼痛的局部或者相應的穴位，能產生溫通經絡的作用。

麻黃湯、桂枝湯、麻黃附子細辛湯、四逆湯、當歸四逆湯、桂附理中湯等都是溫經驅寒的中藥方劑，若應用得當就能祛除深在的寒氣，並有溫補陽氣的作用。

用灸熱貼治療經痛

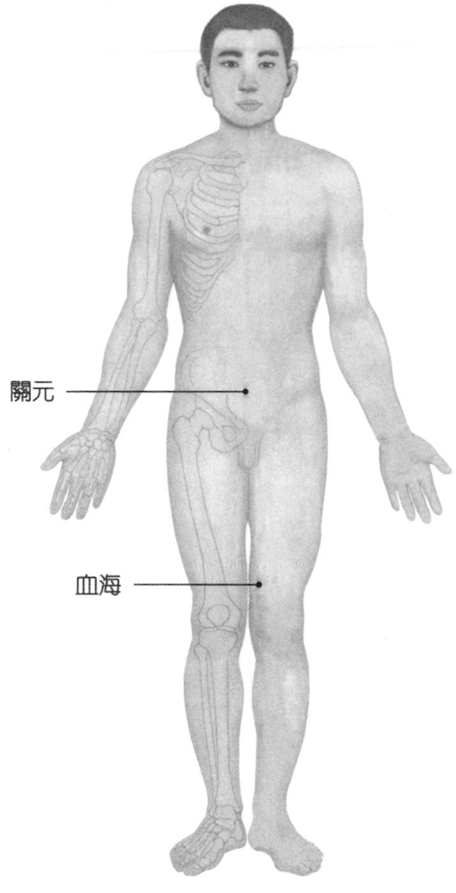

將兩張分別貼在兩側膝蓋內上方的血海穴，一張貼在小肚子上的關元穴，可以防治小腹涼痛、手腳冰涼為主症的經痛。每天持續按摩這兩個穴位各五分鐘，也具有同樣的效果。

例如用灸熱貼可治療經痛：將兩張分別貼在兩側膝蓋內上方的血海穴，一張貼在小肚子上的關元穴，可以防治小腹涼痛、手腳冰涼為主症的經痛。

灸法可祛百病

有天到針灸科，看到我的醫生朋友正在為一位顏面神經麻痺的病人進行灸法治療。這是一位二十多歲的女大學生，一個月前早晨起床刷牙時發現嘴角流口水，一照鏡子，看到自己口眼向左邊偏斜。當時她被嚇壞了，到醫院看醫生，診斷為顏面神經麻痹。經過一個月的針刺治療，仍沒有獲得滿意效果。

臨床上有一些頑固型的顏面神經麻痺，針刺有時候產生不了作用，這時可以用灸法。於是醫生在女孩的人中、迎香、地倉等穴位上，放上薄薄的薑片，然後把艾絨捏成小小的圓錐狀，放在薑片上，用火柴點燃，等艾錐燃盡，再換上新的點燃。半個小時之後，治療完成，女孩的症狀已有明顯好轉。

說到針灸，人們馬上想到的是在穴位上針刺。實際上，針灸包括兩類治療方法，上面所說的灸法就是其中的一類。這類方法主要是用點燃的艾絨或其他藥物，在特定的穴位燒灼、溫熨，借助火的溫熱力量，以疏通氣血，祛除寒氣，激發身體的抗病、祛病能力，是一種歷史悠久的外治方法。

臨床上，針法和灸法有各自的適宜病症，具有相輔相成之妙。《黃帝內經》說：「針所不為，灸之所宜」。明代醫學家李梴進一步指出：「凡藥之不及，針之不到，必須灸之」。灸法的主要作用是溫陽起陷（註：祛寒補虛）、行氣活血，因而特別適應於陽虛有寒的沉痼之疾。比如，高血壓、糖尿病、肥胖症、冠心病、腦梗死、慢性支氣管炎、慢性腸功能紊亂、消化性潰瘍、失眠、經痛、不孕不育症等，在服用中藥的同時，配合灸法，往往能獲得更好的效果。

考慮到安全的因素，在家裏我們可以選擇溫灸器灸、電熱灸、敷藥灸等，作為日常保健、祛除寒氣的方式。不管什麼病症，只要感到比較怕冷，手腳容易涼，都可以用灸法治療。

在這裏，我向大家推薦一個穴位——關元穴。關元屬於人體任脈上的一個穴位，在下腹部，前正中線上，臍下三寸的地方。取穴時，可採用仰臥的姿勢，在肚臍到恥骨上方的前正中線上畫一條直線，將此線五等分。從肚臍往下五分之三的地方，就是關元穴。

這個穴位的主治病症非常廣泛，如遺尿、尿頻、尿瀦留（註：膀胱內積有大量尿液而不能排出）、遺精、陽痿、經痛、閉經、月經不順、肥胖、

關元穴的主治病症非常廣泛，中醫有「針必三里，灸必關元」的說法。

針灸關元治百病

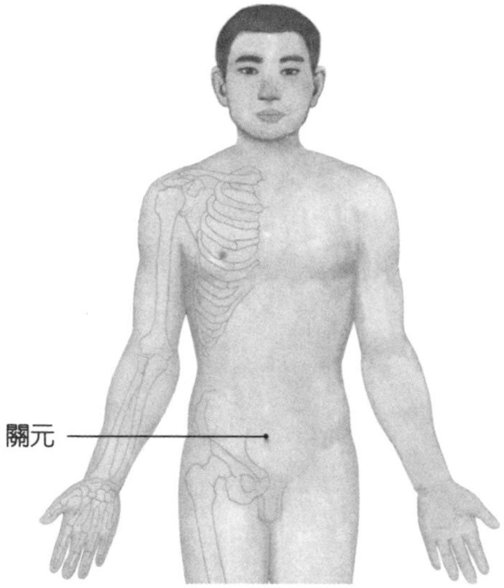

關元穴的主治病症非常廣泛，如遺尿、頻尿、尿瀦留、遺精、陽痿、經痛、閉經、月經不順、肥胖、內分泌失調、慢性腹瀉、慢性結腸炎、慢性胃炎、失眠、蕁麻疹、亞健康狀態等。因此，中醫有「針必三里，灸必關元」的說法。

內分泌失調、慢性腹瀉、慢性結腸炎、慢性胃炎、失眠、蕁麻疹、亞健康狀態等，因此，中醫有「針必三里，灸必關元」的說法。

歷史上，有許多醫學家善用灸法治大病、重病。被譽為神醫的華佗，治病時就多採用灸法，他通常選用一、兩個穴位，每個穴位灸七、八個艾柱，許多病就能當場痊癒。晉代著名的女醫生鮑姑，更是擅長用灸法。她的丈夫葛洪受其影響，所著的《肘後備急方》中，錄有九十九條灸方。藥王孫思邈幼時多病，中年開始用灸法健身，以至能年過百歲還維持精力充沛。

灸法是一種操作簡便，安全有效、經濟節約的醫療技術，在當今社會尤有重要價值。一人學會灸法，一家的健康便有了保證。

簡便有效的經穴療法

掌握了常用的經絡穴位，不需要吃藥、打針，也不需要在穴位上扎針，只需藉由點、按、揉、搓、敲、打等簡單的方式，就能袪除疾病，增進健康。

許多人都跟我說過，他們對針灸很感興趣，但人體那麼多的經絡穴位，實在太難記了。

其實，我們沒必要像專業的醫生或科班出身者一樣，去學習那麼多的理論知識，而完全可以從實用的角度出發，掌握一些最有用的穴位和方法。如此，不需要吃藥、打針，也不需要在穴位上扎針，只需藉由點、按、揉、搓、敲、打，就能袪除疾病，增進健康。

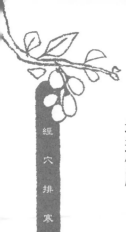

按壓肺經穴位，可緩解各類咳嗽

咳嗽是一種保護性的呼吸反射動作，能及時排出異物，但過於劇烈、持久的咳嗽，則使人寢食難安，煩惱不已。不論是中醫或西醫，都有針對咳嗽的治療藥物。

引起咳嗽的原因很多，病情輕重也很不相同。當咳嗽發生時，首先要想辦法緩解咳嗽，並找到正確的原因進行治療，而不能只是見咳止咳。

雖然「五臟六腑皆令人咳」，但肺的功能失常卻是咳嗽發生的共同機理。因此，按壓肺經上的穴位，是緩解各類咳嗽的有效方法。

肺的功能失常是咳嗽發生的共同機理，按壓肺經上的穴位，能有效緩解各類咳嗽。

- 受風、受涼後，因咽喉發癢而引發的咳嗽，可以用拇指揉按列缺穴。列缺位於前臂的橈側緣，也就是靠近大拇指的這一側，在橈骨莖突的上方，手腕橫紋上一寸半有個凹陷處。揉按這個穴位，每側各三至五分鐘，可以產生散風袪邪、宣肺解表的作用，能夠迅速緩解咽癢咳嗽的症狀。
- 咳嗽伴有咽喉腫痛，或者是慢性咽炎發作，咽癢、咽痛，咽中有痰咯吐不乾淨時，可以用指甲邊緣點壓少商穴。少商在手拇指的橈側，緊緊靠近指甲角的地方。點壓這個穴位，能夠治療咽喉腫痛、咳嗽、鼻子出血、外感發熱等症，也可以用於昏迷的急救。膽大的人可以用針點刺放血，清泄肺熱作用明顯，緩解咽痛、咳嗽的效果更快。

- 咳嗽時有大量的痰液，色白而黏，並伴有胸悶、上腹部堵塞、不想吃飯等症狀的，中醫認為屬於痰濕咳嗽，可以按揉尺澤穴來泄肺止咳，同時配合豐隆穴化痰降氣。尺澤位於肘橫紋中，肱二頭肌腱的橈側緣。豐隆穴則是足陽明胃經的穴位，該穴位於小腿的前外側，外踝尖上八寸，條口穴外，距脛骨前緣二橫指的地方。
- 如果是乾咳沒有痰，或者痰很少不容易咳出，伴有鼻燥咽乾，潮熱，顴紅，病史較長的，多屬於陰虛，可任選列缺、太淵、經渠，再配合中府和肺俞，進行點壓按揉。痰中帶有血絲，甚至咳血的，則配合孔最和膈俞。

因為受風寒感冒而咽喉發癢所引發的咳嗽症狀，可用拇指揉按列缺穴三至五分鐘。

認識肺經穴位的位置

肺氣虧虛容易上感咳嗽的人，可以對照經絡圖，經常按揉肺經的

手太陰肺經穴

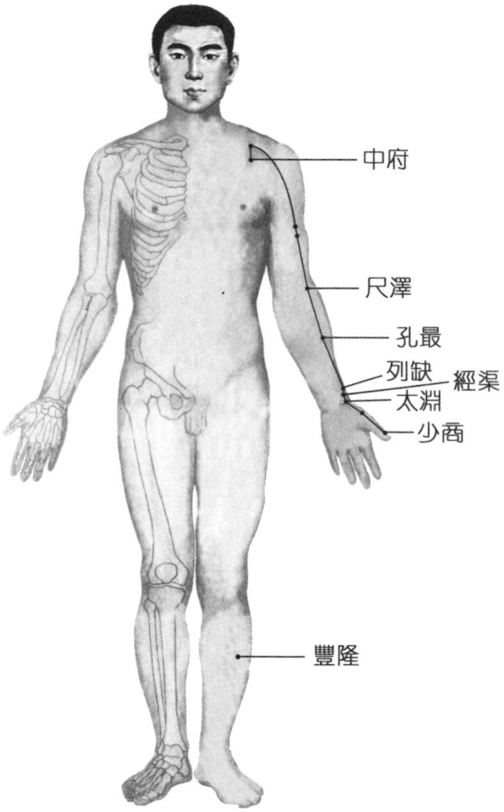

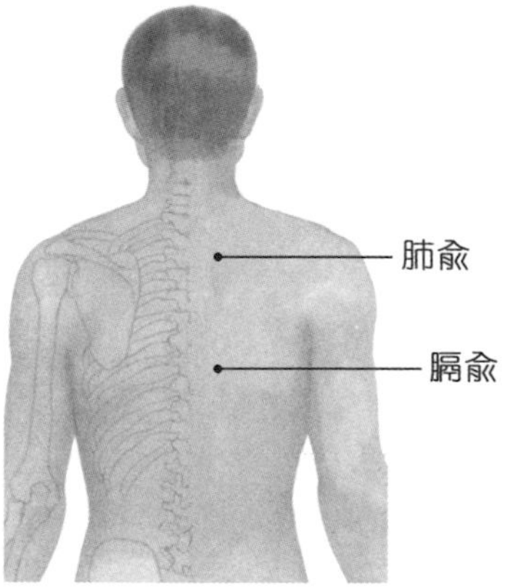

受風、受涼後，喉嚨發癢，引發咳嗽，可以用拇指按列缺穴。

咳嗽伴有咽喉腫痛，或者是慢性咽炎發作，咽癢、咽痛，咽中有痰咳吐不乾淨時，可以用指甲邊緣點壓少商穴。

咳嗽時有大量的痰液，色白而黏，並伴有胸悶、上腹部堵塞，不想吃飯等症狀時，可以按揉尺澤穴來泄肺止咳，同時配合半隆穴化痰降氣。

如果是乾咳而沒有痰，或者痰很少，不容易咳出，伴有鼻燥咽乾，潮熱，病史較長的，多屬於陰虛，可任選列缺、太淵、經渠，再配合中府和俞穴，進行點壓按揉。痰中帶有血絲，甚至咳血的，則配合孔最和膈俞。

穴位，以提高抵抗力，預防咳嗽和哮喘。

列缺：是肺經的絡穴，與任脈相通，具有清肺潤燥止咳的功效。

太淵：在腕掌側橫紋橈側，橈動脈跳動處，也就是平時醫生診脈的位置。

經渠：緊靠太淵，位於橈骨莖突內側，腕橫紋上一寸，橈動脈橈側的凹陷中。

中府：在胸壁外上方，與第一肋間隙平，距前正中線六寸的地方，是非常重要的穴位，對於咳嗽、氣喘、胸痛都有治療作用，也是醫師診斷和治療肺病的重要穴位之一。

孔最：為肺的郤穴（註：指氣血深聚的部位，十二經脈在四肢部各有一個郤穴），主治急症。此穴位於前臂內側，在太淵穴與尺澤穴的連線上，腕橫紋上七寸處。肺俞和膈俞則屬於膀胱經的穴位，位於背部。

刺激膽經，排泄積存的垃圾

足少陽膽經循行於人體的側面，從頭到腳，貫穿上下。臨床上的許多疾病與膽經相關，主要包括頭部、五官、胸脅、身體側面的各種

每天按揉丘墟三至五分鐘，可疏肝利膽，消腫止痛，通氣活絡，更有利於排出人體的垃圾。

按摩排泄體內廢物

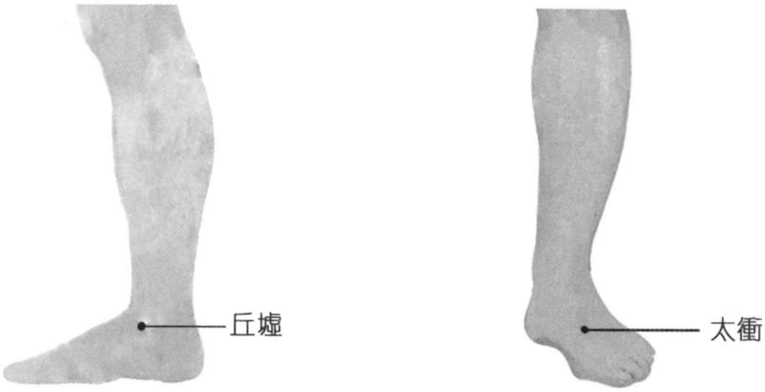

丘墟、太衝分別是膽經、肝經上的原穴，每天按揉這兩個穴位各三至五分鐘，可以排出體內的垃圾，並且能通經活絡，消除肝鬱。

病症，比如顏面神經麻痺、口苦、脅痛、偏頭痛、乳汁缺少、乳腺炎、乳腺增生、腰痛、胯痛、帶下（註：女性陰道分泌物的量明顯增多或色、質發生異常、或有異味、或伴有局部及全身症狀者，俗稱「白帶」）、月經不順、坐骨神經痛、膽道疾病、膝關節痛等。藉由刺激膽經，能暢通經絡，排除體內垃圾，可以防治多種疾病。

尤其是經常按摩丘墟和太衝，可以充分排泄體內積存的廢物。丘墟是膽經原穴，在外踝前下緣與舟骨（註：足背處的骨頭）前上方凹陷處。每天按揉丘墟三至五分鐘，可疏肝利膽，消腫止痛，通氣活絡，更有利於排出人體的垃圾。

如果配合按摩肝經原穴太衝，對情緒壓

抑、生悶氣後產生的反應有疏泄作用。太衝穴位於足背側，大拇趾和第二趾結合處後方，足背最高點的凹陷處。每天持續按揉幾分鐘，有消除肝臟鬱結的功效。

按摩湧泉，啟動腎經

我有個老朋友，大老遠趕來要我替他太太看病。

她是一位體格中等的中年女性，臉色不佳，一臉倦容。朋友說，他太太失眠已經十幾年了，因為睡不好覺，體質越來越差。經常腰痠背痛、疲乏無力，有時候連抬腿都困難。另外還容易火氣大，動不動就會口腔潰瘍，心煩氣悶，發脾氣。有醫生說她內熱，但她自己經常兩腿發涼，整晚都不暖。這兩年又得了婦科疾病，白帶多，搔癢不已。

我告訴老朋友，他太太雖然症狀繁多，看起來比較複雜，實際上用中醫理論分析，就是腎虛肝旺，上熱下寒，治療後很快就有效。我開了張處方，是我自認為最拿手的抑肝散合交泰丸加味。但一個月後，老朋友說一點效果都沒有，而且老婆說藥味太苦，不想再吃了，問我還有沒有別的辦法。

這時我突然想起，可以用穴位貼敷的方法來試一試。就要他到藥店買三十克吳茱萸，焙乾，研成粉，用醋調成軟泥狀，每晚睡覺前把藥糊貼在兩足心靠前的位置，用繃帶固定住。貼之前最好先泡腳，揉按足心五分鐘左右。一周後，朋友高興地說老婆這幾天睡覺有明顯改善，往往是按著按著就要睡覺了，同時口腔潰瘍也好多了。

我讓他貼敷和按揉的穴位，就是湧泉穴。這是腎經的一個重要穴位，經常按揉此穴可以激發腎氣，固護先天之本，尤其適合體質虛弱的人。

中醫五臟之中，腎是非常重要的一臟。它屬於先天之本，是一個人身體健康的根本。由於各種原因，有的人生下來就先天不足，體質較弱，這就需要後天的培補。而培補的方法，除了飲食進補、生活方式的調攝外，經絡的鍛鍊也很重要。經絡是除垢潤滑、修復器官損傷的重要通路。針灸按摩等經穴治療，實際上就是透過激發人體固有的潛能而產生作用的。

就腎經而言，它共有二十七個穴位，其中十個穴位分佈在下肢的內側，另外十七個穴位分佈在胸腹部前正中線的兩側。湧泉穴是它的第一個穴位。

湧泉穴是最常用的保健穴位，位於足底部，大約在足底第二和第三趾趾縫紋頭端與足跟連線的前三分之一與後三分之二交點上。取穴時，取俯臥或仰臥位，在足心前

湧泉穴是腎經中一個重要的穴位，經常按揉可以激發腎氣，固護先天之本，尤其適合體質虛弱的人。

激發腎氣按湧泉

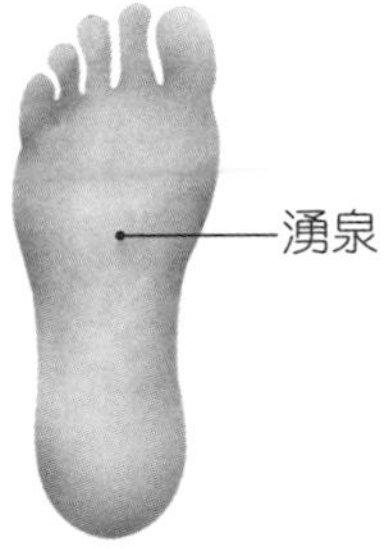

湧泉穴是腎經原穴，經常按摩此穴，可以激發腎氣，達到修復損傷、促進健康的目的。

三分之一的凹陷處就是湧泉。

湧泉穴最實用的功效是引導氣血下行，用於治療高血壓、鼻出血、頭目漲痛、哮喘等氣血上逆的症狀，穴位貼敷效果最好。如高血壓，可用吳茱萸三十克研末，用醋調成糊狀，睡前敷於兩腳湧泉穴，用紗布包裹；鼻出血可用大蒜泥外敷，有立即止血的效果。

除此之外，湧泉主治的病症還有很多，如精神神經系統疾病，包括休克、暈車、腦出血、失眠、癔病（註：歇斯底里）、癲癇、精神病、小兒驚風、神經性頭痛、舌骨肌麻痹等；五官科疾病，如咽喉炎、急性扁桃體炎等；消化系統疾病，如胃痙攣、黃疸等；泌尿生殖系統疾病，如遺尿、尿瀦留（註：膀胱內積有大量尿液而不能排出）等；運動系統疾病，如足底痛、下肢肌痙攣等；其他如子宮下垂、支氣管炎、心肌炎、風疹等，都可按摩湧泉穴來激發腎氣，達到修復損傷、促進健康的目的。

腹腔病症按足三里

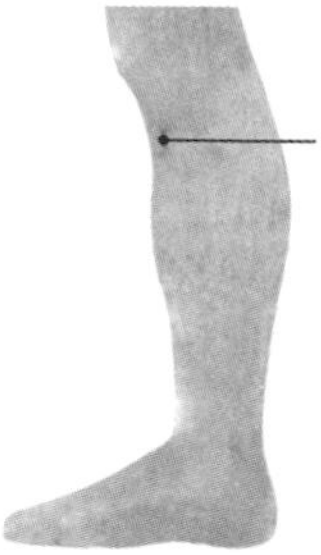

經常刺激足三里穴，可使胃腸蠕動有利而規律，增進食欲，幫助消化。

足三里是胃經上的重要滋補穴位

中醫認為，脾胃為後天之本，脾胃功能喪失，人便難以生存。「人有胃氣則生，無胃氣則亡」，是中醫共知的規律。臨床上有許多久病大病的患者，比如腫瘤、血液疾病、中風等，體質虛弱，消化功能減退，都必須調理脾胃。即使對於無病之人，調整好自己的脾胃，對於養生保健也是很重要的。

除了透過飲食來強健我們的後天之本之外，利用針灸或按摩的方法來滋補健體，也不失為一種簡便有效又便宜的保健方式。

人有胃氣則生，無胃氣則亡。腹腔內幾乎所有的病症，都可以用足三里穴治療，因而中醫有「肚腹三里留」的說法。

例如，足三里是胃經要穴，位於外膝眼（註：膝蓋外側凹陷處）下。取穴時，可以用掌心蓋住膝蓋骨，五指朝下，中指盡處便是此穴。平時用拇指指端按揉足三里，每次約一至三分鐘，可以調整消化系統的功能。腹腔內幾乎所有的病症，都可以用足三里治療，因而中醫有「肚腹三里留」的說法。此外，經常按揉足三里，還能治療神經衰弱、憂鬱症等。

現代的一些研究也證明，刺激足三里穴，可使胃腸蠕動有力而規律，提高多種消化酶的活力，增進食欲，幫助消化；改善心臟功能，調節心律，增加紅血球、白血球、血色素和血糖量；在內分泌系統方面，對腎上腺皮質系統有雙向良好的調節作用，並提高身體防禦疾病的能力。

膀胱經是驅寒外出的主要通道

足太陽膀胱經循行於人體的頭臉部、肩頸和腰背部，以及下肢後面的正中線和足的外側部，一共有六十七個穴位，是十四經中穴位最多的一條經絡。其分佈範圍廣，穴位又多，主治病症廣泛，因而備受歷代醫家和養生家重視。

膀胱經在背部大面積分布，是排汗排寒的主要場所。有學者認為膀胱經是人體最後的排毒通路，欲驅體內之毒，必須保持膀胱經的暢通無阻。平時，我們如果在淋雨、受風、受寒之後，背部往往會感到強滯不舒。這時，喝酸辣湯、蒸桑拿、推拿、

人體排毒的最後通路

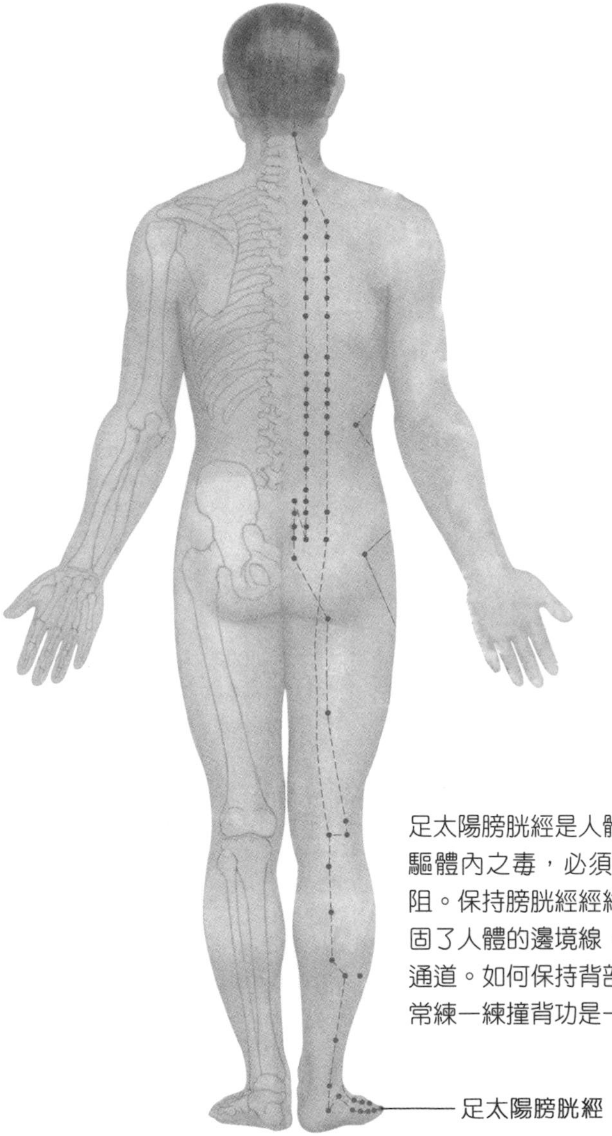

足太陽膀胱經是人體最後的排毒通路，欲驅體內之毒，必須保持膀胱經的暢通無阻。保持膀胱經經絡暢通，實際上就是加固了人體的邊境線，疏通了排泄寒邪的主通道。如何保持背部膀胱經的暢通呢？經常練一練撞背功是一種可行的方式。

拔火罐等，使背部微微出汗，就會通體舒暢。相反地，不注意背部的避風保暖，受到冷風直吹，人就會感到瑟瑟發冷，很容易病倒。

《傷寒雜病論》一書中，太陽經病症佔有全書一半以上的篇幅。太陽經主要談的就是足太陽膀胱經，許多醫家認為太陽經是抵禦外邪入侵的第一道關口。維護膀胱經絡暢通，實際上就是加強人體的邊境線，疏通了排泄外出的主通道。

要保持背部膀胱經的暢通，經常練一練撞背功是一種可行的方法。選擇一處堅實、平整、乾淨的牆面，背對牆，距牆約半公尺，呈蹲馬步站立，緩緩把背部向牆面靠近撞擊。同時，做擴胸動作，使肩背部平整地撞到牆面，然後利用受到的彈力，迅速恢復站立姿勢，然後重複動作。每天做二至三次，每次撞三十下左右。此法可以緩解背部疲勞，暢通背部經絡。長期持續，有提高體力和抗病能力的作用。但是，心臟病患者不適合本法。

膀胱經在背部大面積分布，是人體最後的排毒通路。欲驅體內之毒，必須保持膀胱經的暢通無阻。

打通小周天，暢通任脈和督脈

在人體前後的正中線上，循行著兩條重要的經絡。前面的一條叫任脈，後面的一條叫督脈。內氣在體內沿任、督二脈循環一圈，叫做小周天。許多養生氣功，都把打通小周天當做一種境界、一個階段追求的目標。一旦小周天打通，氣血就能暢行，正氣就會逐漸充足，身體的強健就有了根基。

打通小周天，就是使任、督二脈暢通。而要想讓任、督二脈暢通，就要注意其循行路線上的幾個重點穴位。

會陰穴：在會陰部，屬於任脈的一個穴位。此穴位有醒神鎮驚、通調二陰的功能，主治陰癢、陰痛、陰部汗濕、小便不利、大便秘結、閉經、產後昏迷、癲狂、陰道炎、睪丸炎、陰囊炎、疝氣等。

平日保健，可在洗澡時用中指輕輕點揉。脫肛、便秘、性功能減退的人，經常做一做提肛動作，可以有效地緩解症狀。

關元穴：關元穴在下腹部，前正中線上，臍下三寸的地方。用手按揉關元，有調節消化功能，強身健體的作用。

中脘穴：仰臥，中脘穴位於人體上腹部，前正中線上，在胸骨下端和肚臍連接線的中點。中脘對消化系統疾病有顯著效果，可以減輕腹脹、腹瀉、腹痛、腹鳴、吞酸（註：胃中泛酸）、嘔吐、便秘、黃疸、食欲不振等症狀，對於耳鳴、眼花、青春痘、體力不足、神經衰弱有效。

噁心、燒心（註：因胃酸過多或是胃中食物向食道逆流，或是食道運動異常、食道粘膜過酸、胃內壓力增強所致，心窩會宛如火在燃燒似的難受）、打飽嗝時，用掌尖或手指按壓中脘，可以迅速緩解症狀。經常按摩中脘，有防治慢性肝炎、慢性胃炎、慢性結腸炎的作用。

膻中穴：正坐或仰臥，在胸部兩乳頭之間連線的中點，就是膻中穴。膻中穴是人體任脈上的主要穴道之一，主治的病症有胸腹疼痛、心悸、呼吸困難、咳嗽、過胖、過瘦、呃逆、乳腺炎、缺乳症、咳喘病等。手指按揉膻中穴，可緩解胸痛、胸悶，並有美容功效。

人中穴：在人中溝的上三分之一與中三分之一交界處，是一個常用的急救穴位。用中指尖按揉人中，有促進排尿的功能，可防止尿豬留。

百會穴：在頭頂，後髮際正中直向上七寸的位置。按揉百會，有醒腦健腦作用。

中脘對消化系統疾病有顯著效果，噁心、燒心、打飽嗝時，用掌尖或手指按壓中脘，可以迅速緩解症狀。

打通小周天，暢通任督二脈

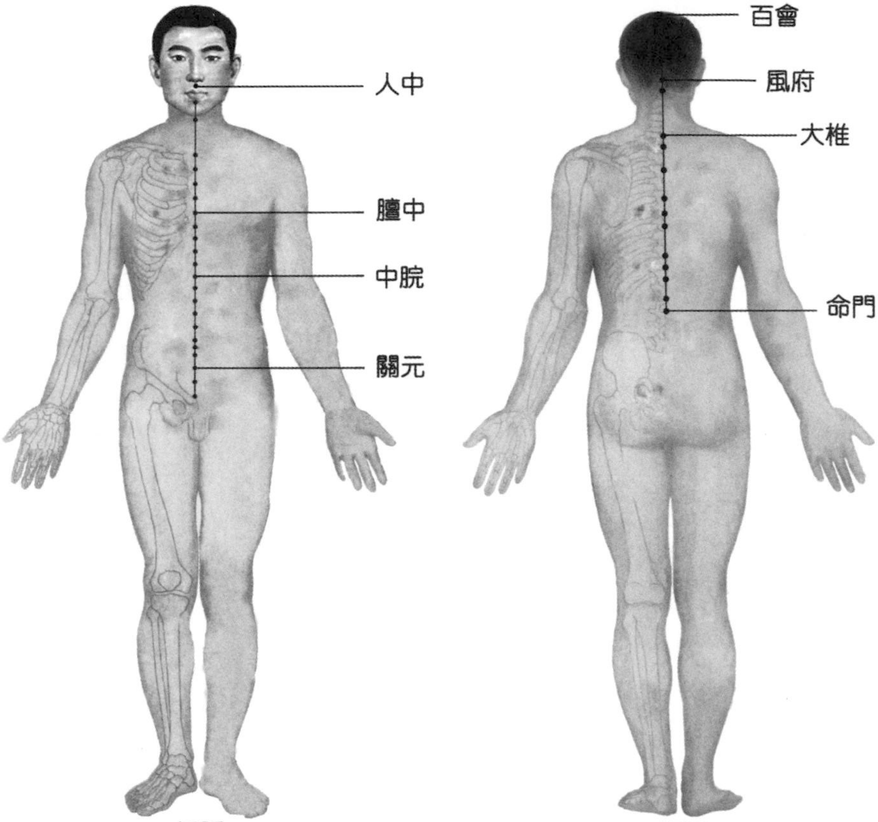

任脈　　督脈

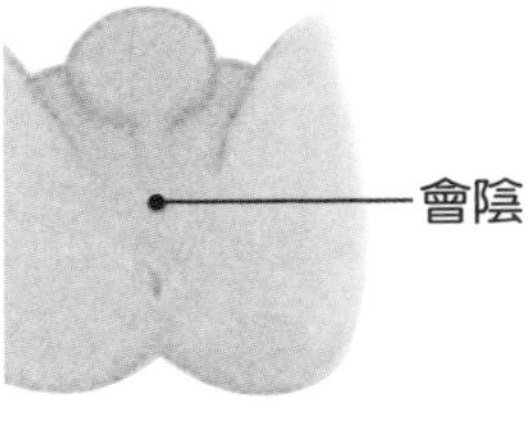

風府穴：在頭頸部，後髮際正中直上一寸的凹陷處，即為風府穴。傷風感冒、頭痛項強（註：頭部後項的肌肉筋脈牽引不舒的症狀），點按風府穴，能夠舒筋活絡，發汗止痛。

大椎穴：在第七頸椎棘突下。低頭時頸背連接處向上突起的部位，就是大椎穴。此穴位是拔火罐、針灸、冬病夏治貼敷的常用穴位。

命門穴：取穴時採用俯臥的姿勢，命門穴位於腰部，在後正中線上，第二腰椎棘突下凹陷處。指壓時，有比較強烈的壓痛感。本穴主治腰痛、疲勞、精力減退，以及腎臟疾病、小兒夜啼、老年斑、青春痘等。用手背按揉命門，有強身壯腰、延年益壽的功能。

護好神闕穴，拒絕寒邪

出生前，胎兒不能自主呼氣，不能自己攝取養料，就透過臍帶從母親身上吸取氧氣和含有養分的血液。到他呱呱落地時，醫生會把與母親連著的臍帶剪開，嬰兒身上剪掉帶子的傷口結痂脫落後，就會留下痕跡，這就形成了肚臍。

用手背按揉命門，有強身壯腰、延年益壽的功能。

肚臍能反映一個人脾胃的強弱。一般來說，肚臍深、厚而圓的，脾胃功能就強，這樣的人胃口好，消化能力強，比較健壯。肚臍淺、薄甚至鼓突的，脾胃功能就弱，體質較差。

一位日本醫生對肚臍診病研究得更為深入，其結論如下：

- 肚臍圓形，上半部厚而朝上，這是男子中最好的一種，表示血壓正常，肝、腸和胃等內臟健康。
- 肚臍滿月形，看起來結實、豐滿，下腹有彈性，這是女子中最好的一種，表示身心健康、卵巢功能良好。
- 肚臍向上延長幾乎成三角形的人，多半有胃、膽囊或者胰臟的問題。
- 肚臍形狀與向上相反，表示患有胃下垂、便秘等病，也要小心慢性腸胃病和婦科病等問題。
- 肚臍偏右，表示腸胃不佳，可能有便秘。
- 肚臍淺小，不論男女，身體都比較虛弱，荷爾蒙分泌可能不正常。
- 肚臍凸出，多見於腹部有大量積水或卵巢囊腫時。

肚臍能反映一個人脾胃的強弱。通常肚臍深、厚而圓的，脾胃功能就強，這樣的人胃口好，消化能力強，比較健壯。

保護神闕不受風寒

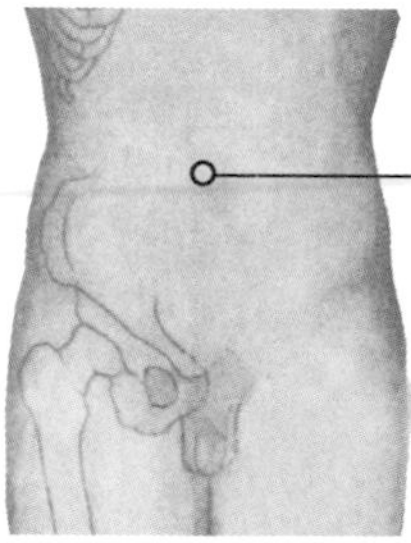

神闕曾是嬰兒與母親交換物質的通道，是人體的命脈之所在。出生後，這個缺口容易感受風寒，是最需要保護的地方。

● 肚臍凹陷，見於肥胖或腹部發炎時，如粘連性結核性腹膜炎等。

肚臍這地方，有一個重要的穴位，叫做「神闕」。這裏曾經是嬰兒與母親交換物質的通道。出生後，這個缺口容易感受風寒，是最需要保護的地方，因為這是人的命脈所在。

陝西人習慣在孩子肚子上帶個小肚兜罩住肚臍，可防止孩子受寒。容易暈車暈船的人，行前可以用一片生薑貼在肚臍上，有一定的預防作用；秋冬季節，穿厚重衣物之餘也要注意護住肚臍，否則再厚的衣服也不能保暖；春夏季節，特別是有風時，穿露臍裝，雖然美麗，但也很「凍人」，年輕時或許沒有什麼感覺，到了三十歲以後，就會發現月經出了問題，子宮出了問題，但為時已晚。

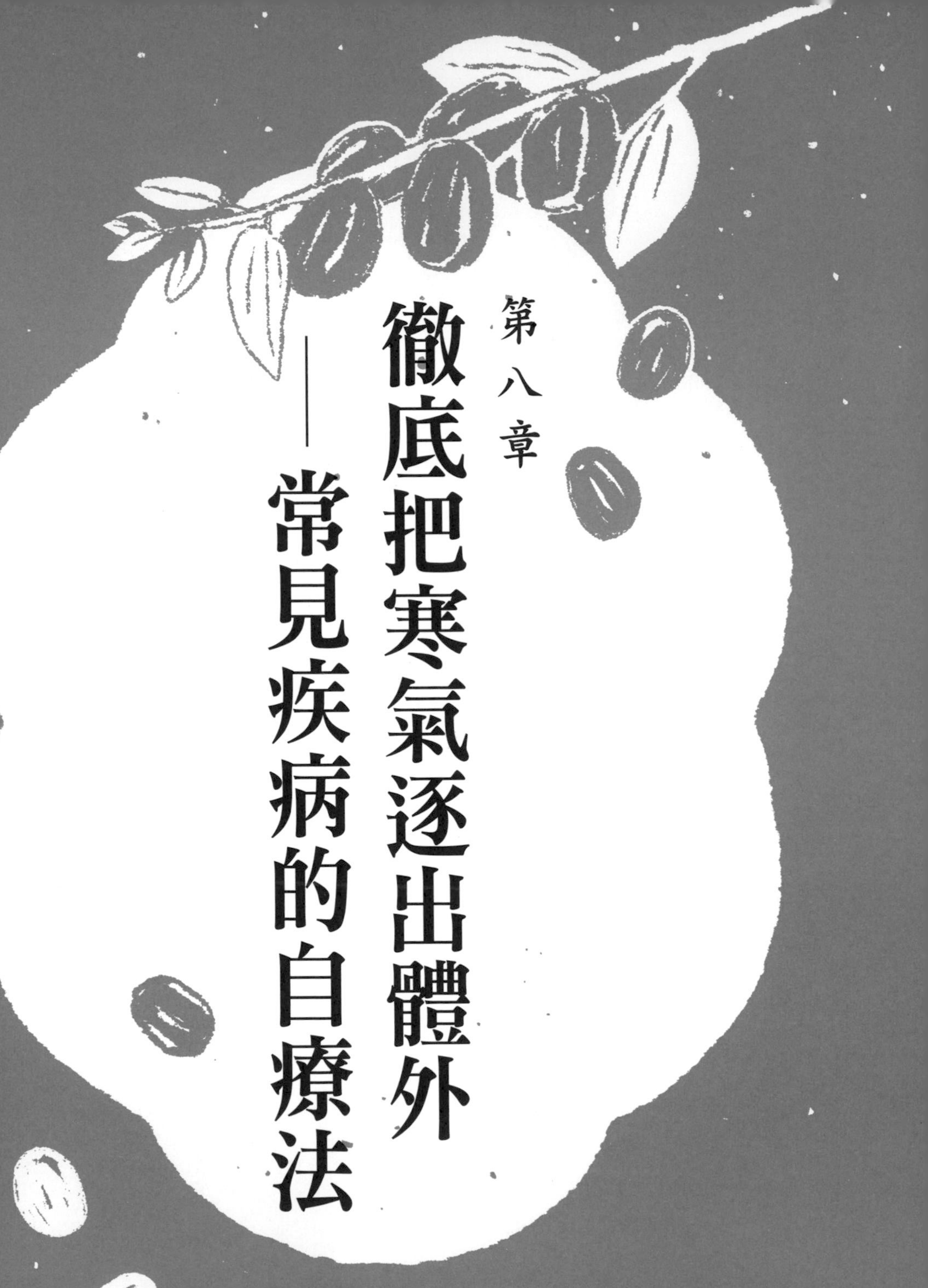

第八章

徹底把寒氣逐出體外

——常見疾病的自療法

寒是萬病之根，寒是陽氣煞星，寒是陰邪之神，寒是蛇蠍美人。要想百病不侵，莫若排寒養生。

不論是常見的頸背僵硬痠痛、手腳冰冷麻木、感冒咳嗽、眩暈頭痛，或是心血管疾病（冠心病、高血壓）、糖尿病、肝膽腸胃系統的疾病及其併發症（肝炎、胃潰瘍、慢性腹瀉），甚至是失眠、憂鬱症等，透過天然的食療或簡易的按摩法，就能達到驅寒自療之效。

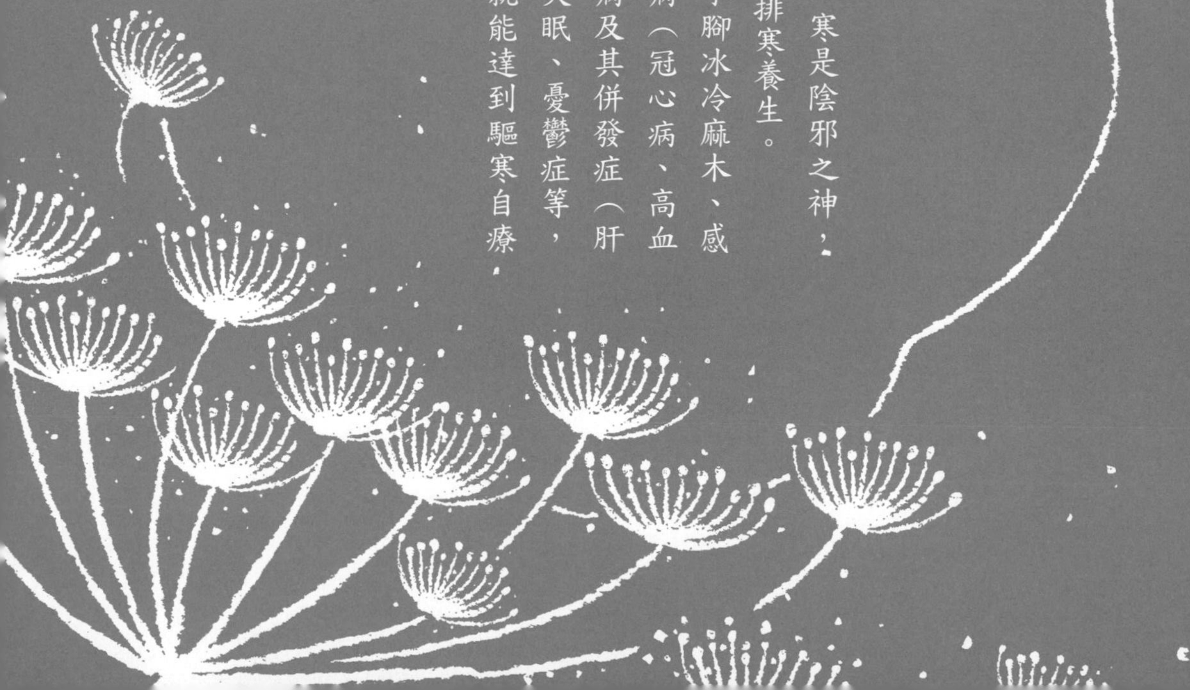

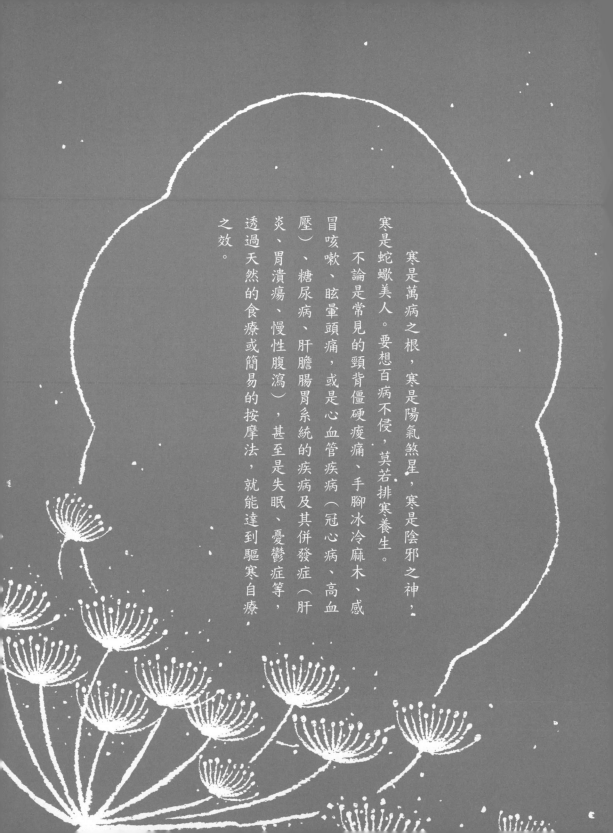

輕鬆治療感冒咳嗽與哮喘

不論是感冒、咳嗽或哮喘，都可以透過天然的食療或按摩法解決，既省時省錢又沒有副作用。

這樣治風寒感冒

受風了、著涼了，就會發生感冒。這種常見的病症，症狀並不完全相同。有時表現為鼻塞、流鼻涕、打噴嚏、咳嗽；有時表現為頭痛、怕冷，甚至發熱；也有的時候，僅僅是全身感到輕微的不適。

感冒最常見的一種類型是風寒。得風寒感冒時，不管是否發熱，都會特別怕冷，伴有頭痛和頸背部的僵滯不適；鼻塞，流清涕；咳嗽，吐白痰。

此時，可用食療藥膳排寒祛疾。糯米五十克，蔥白二十克，生薑末六克。將糯米煮成粥，起鍋前放入蔥白、薑末，加蓋燜片刻即可。吃粥後蓋被靜躺，促使汗出。或將麵條煮熟後，加醋、辣椒、蔥花、生薑末、鹽調味，成為酸辣麵條，服後避風保暖，促使微微出汗。

我經常把這方子推薦給一些朋友、患者，大家試過後，都覺得既省了上百元的醫藥費，又省去了排隊看醫生的麻煩，更重要的是，效果很好，還沒有副作用。

咳速停的法寶

呼吸系統的許多疾病都有咳嗽症狀，而中醫將咳嗽分為外感和內傷兩大類。外感中，風寒占多數；內傷中，以虛寒或寒濕多見。

寒性咳嗽有以下常見特徵。一是怕冷明顯，手足冰涼，甚至呼出來的氣都是涼的；二是咯痰清稀色白；三是舌頭顏色淺淡，舌苔白膩而潤。

對於寒性咳嗽，最簡單的是用溫開水沖服小青龍沖劑（註：組成藥物為麻黃、杏仁、陳皮、紫蘇子、桑白皮、茯苓、甘草、生薑、大棗，具有宣肺解表，平喘止咳之功效），每次服一至二袋，每日三次。對不喜歡藥物的

> 對於寒性咳嗽，最簡單的是用溫開水沖服小青龍沖劑，每次服一至二袋，每日三次。

人來說，我推薦一個自然的食療方：生蘿蔔一百五十克，蔥白六根，生薑十五克，煮湯。趁熱喝後，蓋被子睡一覺或靜躺以出汗，每日二至三次。

也可以用穴位貼敷的方法治療咳嗽。取大蒜數瓣，搗爛成泥，敷於足底前三分之一中間凹陷處的湧泉穴，外貼傷濕止痛膏，每晚更換。連用三至五天，即可有意想不到的效果。

咳嗽貼敷湧泉穴

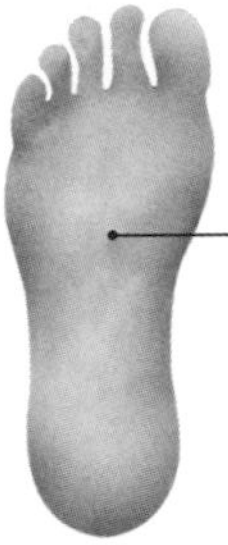

取大蒜數瓣，搗爛如泥，敷於足底前三分之一中間凹陷處的湧泉穴，外貼傷濕止痛膏，每晚更換。連用三至五天，即可有意想不到的效果。

用穴位治療哮喘

中醫所說的哮喘，分為哮和喘兩種。其中哮是一種發作性的疾病，發作時，喉中哮鳴有聲，呼吸急促而困難，甚至因喘息而不能平臥。而喘則是以呼吸困難，甚至張口抬肩，鼻翼翕動、不能平臥為特徵。哮和喘的區

治療哮喘，可用生半夏、生南星、白芥子各三十克，研成粉末後取少量，加薑汁拌成糊，每日一次敷於天突、肺俞兩個穴位上，並用膠布固定住。

治療哮喘穴位

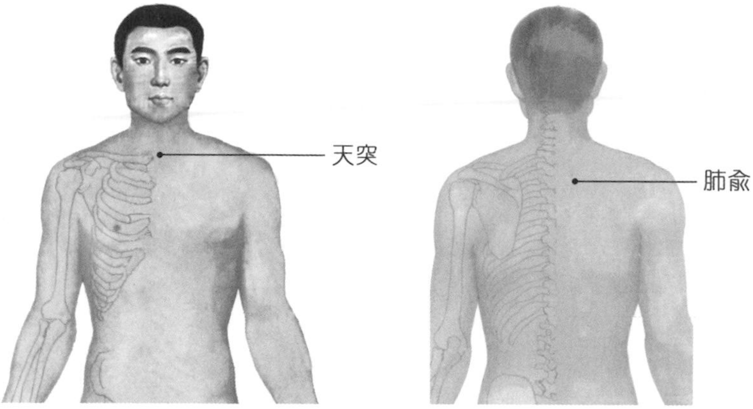

天突穴位於胸骨上端的凹陷處，肺俞穴在第三胸椎下旁開一寸半處，貼敷天突和肺俞，對寒氣導致的哮喘具有不錯的療效。

別，主要看其有沒有哮鳴音。寒氣是導致哮喘的主要因素之一。臨床上，寒性的哮喘表現為：呼吸急促、胸膈滿悶，面色晦滯帶有青色，或者是蒼白無華，痰少色白難咳，或者痰多而稀白，天冷或者受寒時發病，全身怕冷，手腳冰涼，口不乾渴，不想喝水，或者想喝熱水。這些症狀，讓不少人，尤其是中老年人很煩惱。

該如何治療，才能輕鬆地解除「吳牛望月而喘」的煩惱呢？用生半夏、生南星、白芥子各三十克，一起研成粉末，取少量加薑汁拌成糊，敷於天突、肺俞兩個穴位上，用膠布固定住，每日一次。天突穴位於胸骨上端的凹陷處，肺俞穴在第三胸椎下旁開一寸半處。臨床實驗證明，此法對寒氣導致的哮喘具有不錯的療效。

心血管疾病從此不再是心病

當天氣變冷時，血管容易收縮，血壓容易上升，血液循環變差，一些心血管相關疾病發生的機率也會隨之增加，利用補陽氣虧損的方式能夠加以預防。

不再心痛談冠心病

冠心病通常以心慌或胸部悶痛為主要表現，陽虛寒凝是冠心病的常見類型。這種類型的患者，會感到心慌不安、胸悶胸痛，受寒後容易發作，臉色蒼白，手腳冰冷，並且特別怕冷。對這種冠心病的治療，不能一味強調活血化淤，而應該從源頭上補足陽氣。

心痛時按掐膻中、內關兩穴，每穴三至五分鐘。膻中在胸骨上，兩乳頭連線中點，女性可從第四、第五肋間平齊計算。內關穴在手臂

陽虛寒凝是冠心病的常見類型。治療不能只活血化淤，而應該從源頭上補足陽氣。

心痛心慌按壓穴位

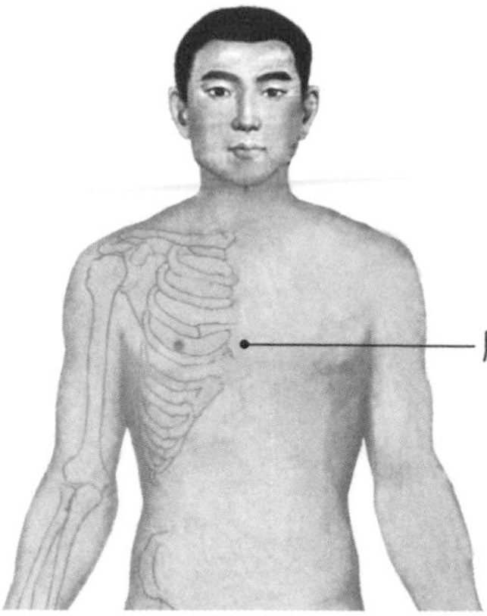

心痛時按掐膻中、內關兩穴，每穴三至五分鐘。

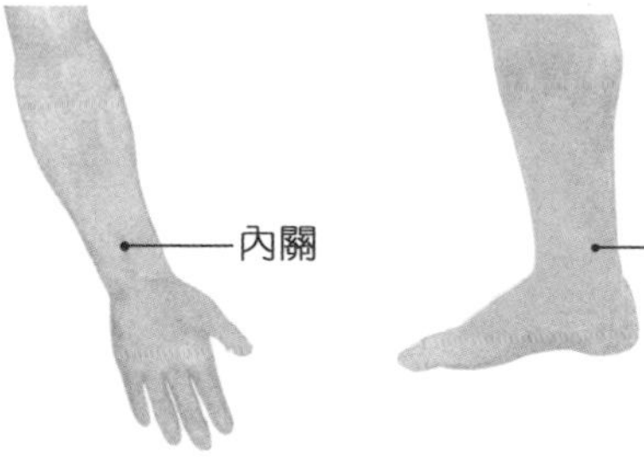

心慌心跳時，選擇內關、太溪兩穴，用指端按壓穴位，以感覺酸痛為度，每穴三至五分鐘。

內側，從腕橫紋向上兩橫指的兩筋之間。心慌心跳時，選擇內關、太溪兩穴，用指端按壓穴位，以感覺酸痛為度，每穴三至五分鐘。太溪穴在足內踝骨後緣到跟腱緣之間的中點。

平常還可以用食療的方法防治。豬心一顆剖開，塞入人參五克，丹參十克，麥冬六克，煮後食用。一般來說，只要病程不是很長，病因不是很複雜的冠心病，用這些方法都可以有效地予以防治。

補肝益骨降血壓

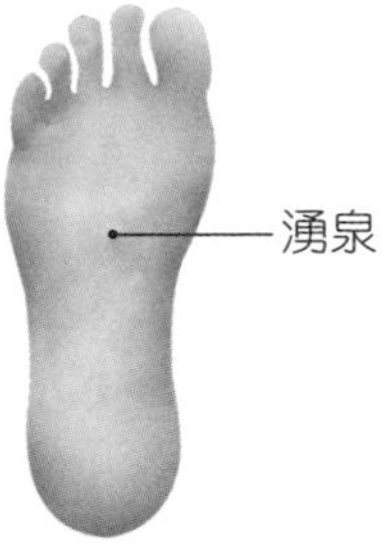

湧泉穴為腎經原穴，用蓖麻仁五十克，吳茱萸二十克，附子二十克，一同研為細末，再加生薑一百五十克，共搗如泥，再加冰片十克後和勻，調成膏狀，貼敷湧泉穴，可以補肝益骨，降血壓。

讓高血壓一路往「下」走

患高血壓的人，有時沒有明顯症狀，但通常表現為頭痛和眩暈。高血壓的發生，與先天陽氣不足和後天失調有關。人的頭部是陽氣匯聚的地方，中醫稱為「諸陽之會」。一旦肝脾心腎的陽氣過於虧虛，就會導致濁陰之邪盤踞高巔，這樣一來，清陽不升，濁陰不降，就發生了高血壓。

治療高血壓，不能單純針對血壓採取打壓措施，而應該設法扶助陽氣，把濁陰疏散，把障礙掃除，這樣才有可能治癒高血壓。

貼敷湧泉穴，可以補肝腎，扶陽氣，具有降血壓的功效。用蓖麻仁五十克，吳茱萸二十克，附子二十克，一同研為細末，加生薑一百五十克，共搗如泥，再加冰片十克後和勻，調成膏狀。每晚貼湧泉穴，七天為一療程，連用三至四個療程，被高血壓糾纏的苦惱就會消失。

讓低血壓再也不敢作祟

成人收縮壓低於一百毫米汞柱，就可視為低血壓。低血壓可引起眩暈、乏力等症狀，導致工作能力下降，也會發生暈厥、跌倒、骨折等意外事故，引發心情壓抑、憂鬱等精神症狀，誘發短暫性腦缺血、腦梗死、心肌缺血，以及聽力、視力障礙。

低血壓的根源，在於陽氣虧虛。對於陽氣虧虛引起的低血壓，可用溫陽祛寒的方法來治療。當然，簡便有效的方法，我認為還是食療。這裏向大家推薦一個食療方子。

板栗熟地燉母雞

材料〉母雞一隻，板栗八十克，熟地四十克。

作法〉1.將雞肉切塊，與栗子、熟地一起加入清水適量煮熟。
2.放適量鹽調味。

用法〉吃肉喝湯，每天一次。

功效〉母雞具有滋補的作用，板栗有益於助腎陽，熟地補血滋陰，三者同用，可以集大地補氣溫陽，讓低血壓束手就擒。

低血壓的根源，在於陽氣虧虛，可用溫陽祛寒的方法來治療，例如板栗熟地燉母雞的食療法。

另外，還有一個經臨床實驗效果不錯的單方：桂枝、肉桂、甘草、麥冬各十克，五味子六克，紅參五克。開水沖泡代茶飲用，每日一劑。此方溫陽散寒，適用於陽氣虧虛引起的低血壓。

高血脂和肥胖這樣治有奇效

高血脂患者肥胖的居多，通常會感到少氣乏力，也可能完全沒有症狀。而其發病原因，都與陽氣虧虛，經絡不通，體內廢物和垃圾不能及時排除，淤積在體內有關。因此，可以透過疏通經絡或食療的方法來排除體內淤積的廢物和垃圾，而達到療疾、瘦身的目的。

高血脂發病的原因，都與陽氣虧虛、經絡不通，體內廢物和垃圾淤積在體內有關。藉由疏通經絡或食療的方法，可達到療疾、瘦身的目的。

可試試下面的方法：仰臥，用單掌或疊掌置肚臍上，按順時針方向，稍用力按摩五分鐘，再按逆時針方向按摩五分鐘。

用食療的方法，也具有清除體內廢物功效。單方為：赤小豆、生山楂各十克，大棗五枚，用水煎服，每日二次。

眩暈、出汗、頭痛與糖尿病自療法

不論是眩暈、自汗、盜汗或是頭痛，都是陽虛受寒而起，只要迅速排寒就能夠緩解症狀。另外，令人頭痛的慢性病——糖尿病，也可以藉由中醫的方式自療。

眩暈的高效療法

眩暈，眩是指眼花，暈是指頭暈，兩者可以同時出現。頭暈發生時，輕的閉上眼睛可以緩解，重的則像站在高速行駛的車船上，左右搖晃，不能平穩站立。有時候還伴有噁心、嘔吐、出冷汗，甚至還會昏倒。

陽虛而受寒氣是眩暈的重要原因。對於畏寒怕冷、手腳冰涼的患者，可用天麻澤苓雞這道美食來祛寒溫陽。方法是用老母雞一隻，天麻、澤瀉、茯苓各十五克，以藥袋包好，塞入雞肚內，加調味料燉熟後，去藥，吃雞喝湯。

若是頭目昏眩，疲乏無力，無法長時間工作的人，可以用仙鶴草六十克，紅糖適量，以水煎後代茶飲，每日一次。內耳眩暈、嘔吐明顯的人，則可以用黨參十五克，山茱萸、車前草、法半夏各六克，大棗、茯苓、白朮各九克，夏枯草十五克，以水煎服，每日一劑。

不管自汗還是盜汗，只要是汗出而涼，平時怕冷，手腳不熱的，都屬於陽虛有寒，需要扶陽祛寒。

貼敷治出汗

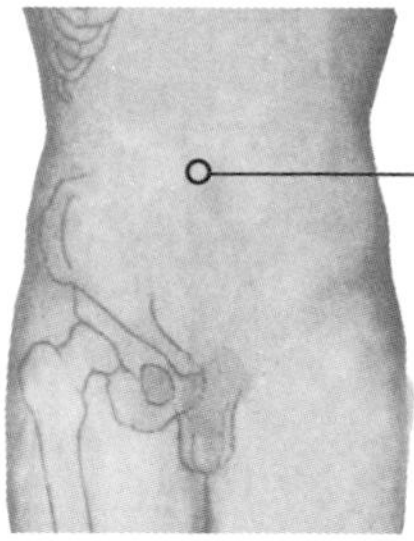

取等量五倍子、煅龍骨粉，用冷開水調成糊狀，敷臍部，外用紗布固定，每日一次。

自汗、盜汗的速效療法

自汗是指不受外界環境的影響，白天時常出汗，稍微一動出汗更甚。盜汗則是指睡眠中出汗，醒來自止，發現身上濕潮潮的，甚至浸透被褥。中醫有自汗屬陽虛、盜汗屬陰虛的說法。但事實上，不管自汗還是盜

治頭痛穴位

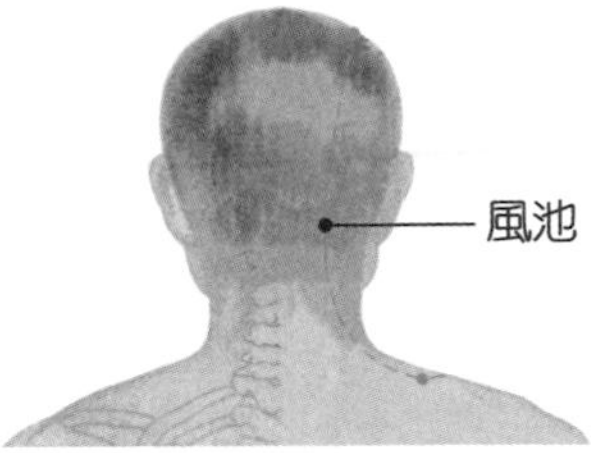

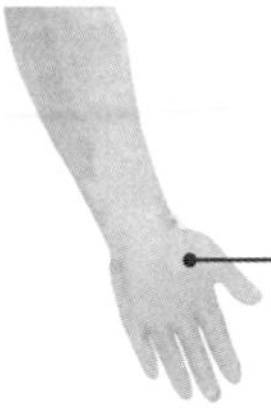

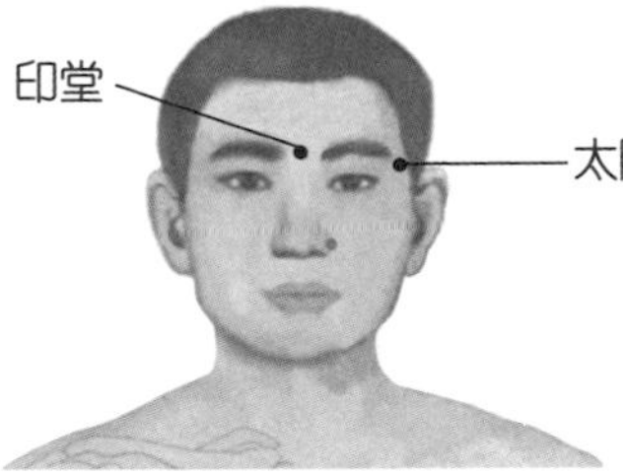

取風池、合谷、太陽、印堂四穴，用指端各揉按三至五分鐘，每日一至兩次，能及時止痛。

汗，只要是汗出而涼，平時怕冷，手腳不熱的，都屬於陽虛有寒，需要扶陽祛寒。

自汗的人，可用黃耆三十克、白朮十五克、防風十克、五味子十克，以水煎服，每日二次。盜汗的人，可將浮小麥三十克炒熟後，以水煎服，每日二次。自汗、盜汗，怕風怕冷的人，可用桂枝十五克、生白芍十五克、炙甘草十二克、生薑十片、紅棗十二枚、龍骨二十克、牡蠣二十克，水煎十五分鐘，口服，每日兩次。

如果採用穴位貼敷的方法，也有不錯的效果。取等量五倍子、煆龍骨粉，用冷開水調成糊狀，敷臍部，外用紗布固定，每日一次。

頭痛快按這四個穴位

頭痛是臨床上常見的症狀，可以單獨出現，也可以出現於多種急慢性疾病之中。陽虛和受寒，是頭痛的兩大主因，都可以用按摩排寒的方法治療。

取風池、合谷、太陽、印堂四穴，用指端各揉按三至五分鐘，每日一至兩次，有及時的止痛效果。風池位於後頸部，在後頭骨下，兩條大筋之間的凹窩中；合谷位於手背，拇、食兩指併攏時肌肉的最高點；印堂位於兩眉頭的中間點。

陽虛和受寒是頭痛的兩大主因，可以按摩風池、合谷、太陽、印堂這四個穴位排寒。

糖尿病也可以輕鬆治好

陽氣虧虛，不能化生津液是形成糖尿病的重要機理。陽氣虧虛的糖尿病患者，多表現為臉色發白，形體較胖，口淡不渴，舌苔白膩，怕冷，少氣無力。

臨床上，可以用南瓜煮熟代替主食，每日五百克以上；或黃精十克，生薏苡仁十克，鮮淮山藥五十克，共煮成粥，代替主食。

需要特別指出的是，不管什麼病症，只要有特別怕冷、手腳冰涼、疲乏無力的症狀，就應該考慮陽氣不足。而改變這種虛冷的狀態，就能達到治療原發病的目的。中藥裏面的附子、乾薑、炮薑、桂枝、肉桂、鹿茸、仙靈脾、巴戟天、當歸、黨參、菟絲子，食物裏面的羊肉、生薑、辣椒、胡椒等，都可以在醫生的指導下，選配做為藥膳食用。

陽虛的糖尿病患者，更要注意選擇適合自己的運動，如跑步、爬山、打球、室內健身等，以求動則生陽。長期持續，可以改善體質，有助於血糖和糖尿病併發症的控制。

陽氣虧虛，不能化生津液是形成糖尿病的重要機理。陽氣虧虛的糖尿病患者，多半臉色發白，形體較胖，口淡不渴，舌苔白膩，怕冷，少氣無力。

肝與腸胃要這樣照顧

肝膽腸胃消化系統的疾病及其併發症，是疾病死因榜上有名的殺手，不可等閒視之。平時該如何保肝養肝？有胃炎、胃潰瘍、胃下垂、慢性腹瀉等慢性病的人從中醫角度又該如何醫治？本篇介紹了一些好方法。

呵護好我們的將軍之官——肝

肝炎患者如果表現為疲乏無力、怕冷喜暖、手腳冰涼、不喜飲水，就應考慮陽虛有寒的可能。而不應該一見肝炎，就清熱解毒，活血化淤。肝炎屬於虛寒者，臨床並不少見，可用下面的方法進行調治。

慢性遷延性肝炎（註：指急性肝炎遷延不癒，病程已超過半年以上，其症狀、肝功能損害等都不甚嚴重，也沒有其他生理系統及自身免疫的損害現象，健康狀態尚良好）經久不癒的虛寒證患者，可口服白鳳丸，每次六克，一日二

慢性遷延性肝炎經久不癒的虛寒證患者，可口服白鳳丸。

按中脘治胃痛

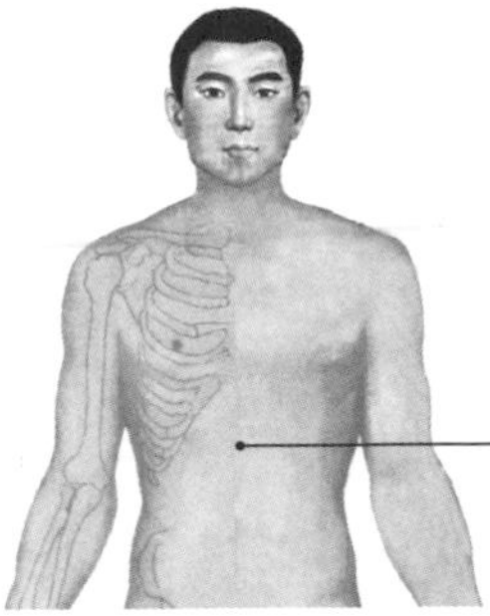

腸胃不好者，如果能持續每天按揉中脘穴五分鐘，必有奇效。

次，以溫開水送服。七天為一療程，可連用四個療程。面色晦暗、肝區刺痛、肝炎經久不癒者，可用丹參、茵陳各三十克，煎服後，一日服用二次。

讓胃炎、胃潰瘍康復的奇方

胃炎和胃潰瘍，都可能出現胃脘部涼痛不適、手腳冰冷的症狀，或者伴有消化不良，食欲不振，屬於脾胃虛寒，此類患者需要溫陽祛寒。

胃痛嘔吐的人，可用小茴香、乾薑各十二克，薄荷、甘草各七克，一同研為細末，加小蘇打一百五十克拌勻。疼痛時服五克，預防時，飯前服二克半。

胃寒疼痛者，可用老生薑、紅糖

胃炎和胃潰瘍，都可能出現胃脘部涼痛不適、手腳冰冷的症狀，或伴有消化不良，食欲不振，屬於脾胃虛寒，需要溫陽祛寒。

各二百五十克，生薑搗汁去渣，隔水蒸沸，再將紅糖溶入，做成藥膏一般。一次二十克，每日兩次，以溫開水沖服。

腸胃不好者，如果能持續每天按揉中脘穴五分鐘，必有奇效。中脘穴位於上腹部前正中線上，臍上四寸處。時常刺激此穴位，可以和胃健脾，主治胃痛、腹痛、腹脹、嘔逆、反胃、厭食等症。

治療胃下垂的特效方法

胃下垂，是指站立時胃的下緣達盆腔，胃的彎弧線最低點降到骼脊連線以下。胃下垂常見於體形瘦長的人。中醫認為，胃下垂多屬於脾胃陽氣不足，升舉無力。因此，我們可以從補益脾胃陽氣入手治療。

以豬肚一個，黃耆三十克，龍眼肉三十克，砂仁十克，加調味料煮熟後，分次食用。常吃能補益脾胃陽氣，對胃下垂有較明顯的效果。

做些針對腹肌的運動，能增強腹部肌肉的力量，增強胃和韌帶的張力，可以從根本上產生治療作用。以下是鍛鍊腹肌的一些方法。

> 中醫認為，胃下垂多屬於脾胃陽氣不足，升舉無力，可以從補益脾胃陽氣著手治療。

抬腿練習：仰臥，雙腿併攏伸直，抬高約四十五度，維持十秒鐘，還原。如此重複十次，每天做二十至三十次。

擺腿練習：仰臥，雙腿併攏伸直並抬高約四十五度。先向左側擺動，還原後再向右側擺動。如此重複十次，每天做二十至三十次。

側臥彎腰練習：側躺，將兩腳伸直，兩手於頭部兩側交叉抱頭，努力使頭和胸部抬離床面，還原後重複五至六次，然後換成另一方向側臥位練習。每次兩側各練習二至三遍。

不過，胃下垂的人，應避免劇烈活動，尤其是跳躍運動，也不要長時間站立，以防加重病情。

排出脾胃虛寒——慢性腹瀉治療最強法

有些人長年累月大便不成形，每日大便次數在三次以上，有的還伴有不同程度的腹部疼痛或不適，這就是慢性腹瀉。它是消化系統疾病的常見症狀，以糞便稀薄、次數增加、病程超過二個月為診斷要點。原因則有胃源性、腸源性腹瀉、內分泌失常性和功能性腹瀉之分。中醫認為，脾胃虛寒是慢性腹瀉的主因。

這裏有一個簡易的方法，可以有效地治療慢性腹瀉：將小麥麵粉五十克炒焦，加適量白糖，用開水調勻。飯前服，一日二次，二至三天有效。

另外，也可用敷肚臍的方法來治療慢性腹瀉，簡單迅速。用獨頭蒜一個，生薑三片，搗爛敷於肚臍上，膠布固定，每晚調換。

貼神闕治腹瀉

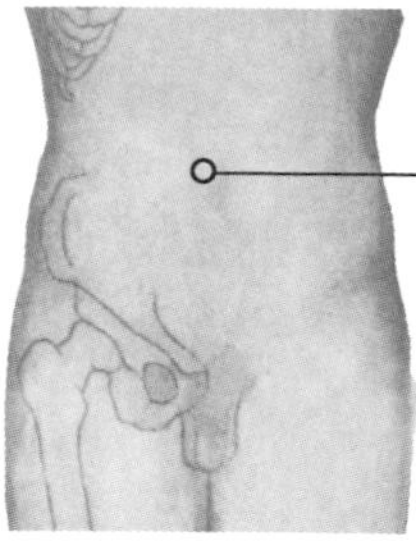

以獨頭蒜一個，生薑三片，搗爛敷於肚臍上，膠布固定，每晚調換，治療慢性腹瀉簡單快速。

治療慢性腹瀉簡易法：將小麥麵粉五十克炒焦，加入適量白糖，用開水調勻。飯前服用，一日兩次，二至三天即可見效。

呃逆從此去，痛苦不再來

呃逆，俗稱打嗝，醫學上稱為膈肌痙攣，是由於膈肌和肋間肌突然收縮所引起的。呃逆一般不是什麼大毛病，有時喝熱水、閉氣、轉移注意力就能緩解。

按天突治呃逆

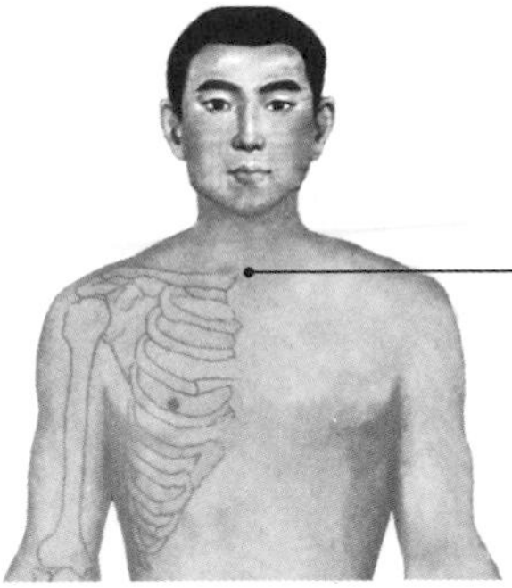

每天持續按揉此穴位三至五分鐘，有降痰、利氣、寬胸、止嗝的作用。

但頑固性的呃逆則可由潰瘍、腦瘤、癲癇等多種疾病引起，也有查不到病因的。頑固性呃逆發作頻繁，甚至晝夜不息，令人痛苦不堪。陽虛受寒也是頑固性呃逆的原因之一，在打嗝的同時，伴有胃涼、怕冷等症狀。此時，可用溫陽祛寒的方法治療。

公丁香十至十五粒，放在口中細嚼。嚼時有大量的唾液分泌，不要吐出，慢慢咽下，待藥味盡散後，咽下藥渣，治療呃逆效果很好。沒有公丁香，也可以用五味子五粒代替，效果亦同。

另外，按揉天突穴三至五分鐘，也可止嗝。天突穴位於頸部正中線的胸骨上窩，用食指或中指指尖向下掐壓三至五分鐘，有降痰、利氣、寬胸、止嗝的作用。

陽虛受寒是頑固性呃逆的原因之一，在打嗝的同時，伴有胃涼、怕冷等症狀，可用溫陽祛寒的方法治療。

湧泉治痢疾

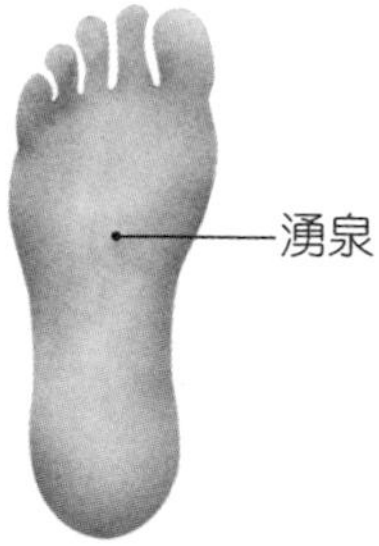

取吳茱萸適量，研末用醋調成糊狀，敷臍部及兩足心湧泉穴，外用紗布固定，每日換一次，治療虛寒類痢疾，也有不錯的療效。

痢疾也能自己治癒

痢疾以發熱、腹痛、裏急後重、大便膿血為主要症狀，多屬於濕熱疫毒，但也有久痢不癒，表現為虛寒的。虛寒類的痢疾，痢下白色脂液黏膜，腹部怕冷喜暖，手腳不穩。此時，需要扶陽。

對虛寒的痢疾，可用粳米五十克、生薑二十克、薏苡仁三十克，共煮成粥食之，每日一至兩次。

吳茱萸適量，研末用醋調成糊狀，敷臍部及兩足心湧泉穴，外用紗布固定，每日換一次，治療虛寒類痢疾，也有不錯的療效。

虛寒類的痢疾，痢下白色脂液黏膜，腹部怕冷喜暖，手腳不穩。此時，需要扶陽。

腎腰區治便秘

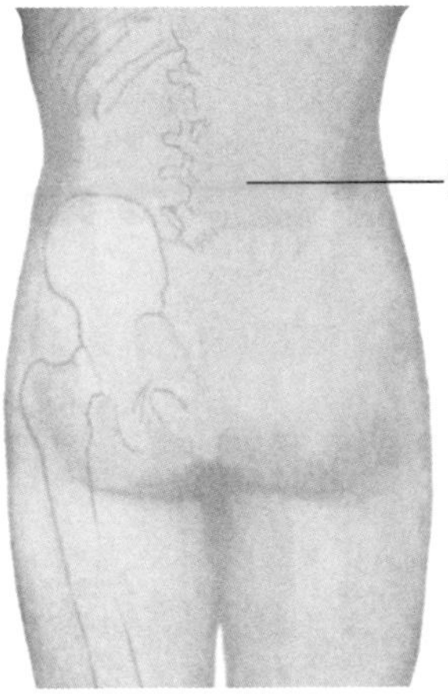

每日大便前，以掌根按順時針方向按摩腰腎區八十一次。長期下來，也可解除便秘的痛苦。

寒盡「便」來——消除便秘的不二法門

便秘有多種類型，其中陽虛便秘是最容易被忽略的。這種類型的患者，大便艱澀，排出困難，同時伴有小便清長、怕冷喜暖、腹中冷痛等症。對此種情況，不可用瀉熱通便的方藥治療，而應該溫補脾腎，散寒通便。

最簡單的方法就是將煮熟的南瓜一碗，加入豬油十五克，鹽適量。每日服一次，通常一次即可見效。

此外，每日大便前，以掌根按順時針方向按摩腰腎區八十一次，持續為之，也可解除便秘的痛苦。

消除四肢疼痛

寒氣會刺激血管急劇收縮，血液流通不暢，導致關節受損、受冷、疼痛，像脖子和後背僵硬、腰和四肢疼痛、手腳冰涼麻木等，這時進補一些溫熱食物對舒緩不適會很有幫助。

去除腰腿疼痛

經常有許多患者因腰腿痛多年來就診。引發慢性腰腿痛的疾病很多，常見的有腰腿部軟組織損傷、腰椎骨質增生症、腰骶膝部的先天性畸形、腰椎結核、僵直性脊椎炎，以及腫瘤等。中醫認為，腰腿痛與腎虛寒凝、氣血淤滯有關，可以選用以下方法治療。

虎杖、老鸛草、牛膝各五克，每日一劑，以水煎服，每日服兩次。

或以麻黃十克，熟附片十五克，細辛三克，每日一劑，以水煎服，日服

中醫認為，腰腿痛與腎虛寒凝、氣血淤滯有關。

兩次。

除服藥外，搭配倒走的療法效果更好。在安全、平坦的空地上，或寬敞的院子裏，倒退著走。步伐大小和快慢可根據個人習慣而定，倒走時注意膝蓋不要彎曲，甩開雙臂並進行深呼吸。每天一次，每次走二十至四十分鐘，持續兩個月，病情就會減輕。運用此法時，一定要注意安全，嚴防被撞和跌倒。

豬蹄冬青湯讓關節無恙

關節炎是包括風濕、類風濕等多種的疾病。其內在的一種臨床表現，總以關節腫脹、疼痛為特徵，屬於中醫痹症（註：「痹」即閉阻不通之意。通常多指風、寒、濕三種邪氣，侵犯肌表經絡和骨節，發生關節或肌肉疼痛、腫大等一類疾病）的範圍，寒痹是它的主要證型。

治療寒痹，需用溫陽祛寒的方法。將豬蹄一個與冬青根九十克共煮三至四個小時。除去藥渣，吃豬蹄喝湯，分三次服完，每日一劑。持續食用一段時間，我們的關節就可以平平安安。

治療寒痹，需用溫陽祛寒的方法。將豬蹄與冬青煮湯服用，可健關節。

治療手足皴裂

每年秋冬季節，都有一些病人因手足皴裂前來求治。症狀多見於手掌、指屈面、足跟、足外側及足底等經常受摩擦和牽引的地方，皮膚病損為深淺、長短不一的裂口，甚至有出血，常有疼痛。

引起手足皴裂的原因很多，血虛寒鬱，局部失去滋養是其主要機理，應當補血驅寒潤燥。

其內治法，可用肥羊肉五百克、當歸身三十克、生薑十五克，加調味料烹製食用。平時，還應多吃菠菜、胡蘿蔔、紅薯等蔬菜，以及水果、動物肝臟等食品，因為這些所含的維生素A，具有保護皮膚和防止皮膚皴裂的作用。

其外治法，可用馬鈴薯一個，煮熟後剝皮搗爛，加少許凡士林調勻，放入乾淨瓶內存放。每日塗一至兩次，可獲得理想效果。

引起手足皴裂的原因很多，血虛寒鬱，局部失去滋養是其主要機理，應當補血驅寒潤燥。

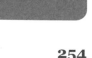

保護手足不生凍瘡

陽虛寒凝、氣血淤滯是凍瘡發生的主要原因。

治療凍瘡，多用外治法。若患處尚未潰爛，可用乾辣椒一百克，加適量清水煎三十分鐘，然後取其汁液，趁熱浸泡、擦洗雙手、雙足十至十五分鐘。這樣可以祛除體內凝滯的寒氣，活血舒筋。凍瘡已經潰爛者，可先將適量雲南白藥撒在潰爛處，包紮好，待其結疤後，再用辣椒水浸泡、擦洗。

耳朵或臉上有凍瘡者，在開水裏放入適量鹽，溶化後，可用毛巾或棉球蘸熱鹽水敷患處，一般數次可以治癒。

凍瘡患處若尚未潰爛，可用乾辣椒一百克，加適量清水煎三十分鐘，然後取其汁液，趁熱浸泡、擦洗雙手、雙足十至十五分鐘。

勞等症狀，學習和工作無法集中注意力，甚至有死亡或自殺的念頭。

中醫認為，發生憂鬱症的原因主要是陽虛和肝鬱，用溫陽疏肝的方法治療，可以讓心永遠不再感冒。

解決男人的私密事

不論是遺精、陽痿或是前列腺疾病，大多都屬腎陽虧虛。會伴有畏寒怕冷，肢體冰涼，小便清長等症狀。

讓遺精、陽痿永不再是難言之痛

遺精若伴有腰膝痠軟、畏寒怕冷、手腳冰涼、陽痿不堅，則多屬於腎陽虧虛。可用芡實一百克、鴨子一隻，加適量調味料燉食，效果奇佳。除食療外，在每天起床前和每晚睡前，各做提肛動作三十至五十次，效果更好。

至於男人其他常見的私密問題——陽痿、早洩和性欲冷淡，三種病症相互關聯，大多屬於腎陽虧虛，需要溫腎扶陽。對這些病症，可買胎盤二百克、陽起石一百克，共研成細末，早晚各服六克。持續服用，定有奇效。

生南瓜子是前列腺保護神

前列腺炎和前列腺增生是中、老年男性最常見的病症，兩者雖不相同，卻互有關聯。臨床上，它們以出現排尿困難、小便瀦留、夜尿增多為主要症狀。慢性者，多屬於腎陽虧虛。

在眾多的方法中，吃生南瓜子是治療前列腺疾病的一個簡便有效的方法。可以生南瓜子三十克，去殼服之，每日一次。

遺精若伴有腰膝痠軟、畏寒怕冷、手腳冰涼、陽痿不堅，則多屬於腎陽虧虛。可用芡實一百克、鴨子一隻，加適量調味料燉食，效果奇佳。

我的養生大法

第九章

暖女人，最漂亮

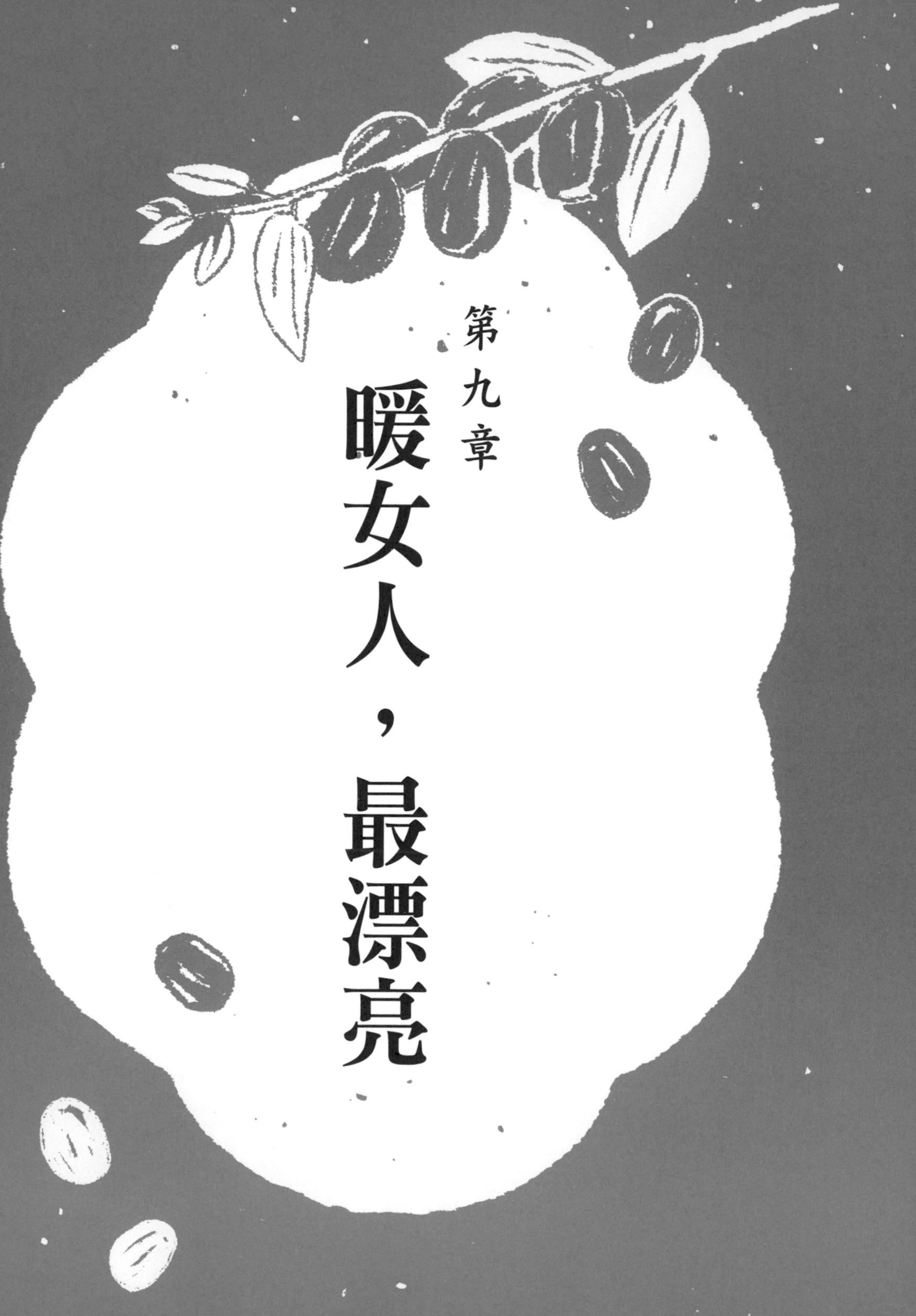

青春短暫，紅顏易老，昨日還是亭亭玉立、嬌肌嫩膚的少女，轉眼間就已經人老珠黃。

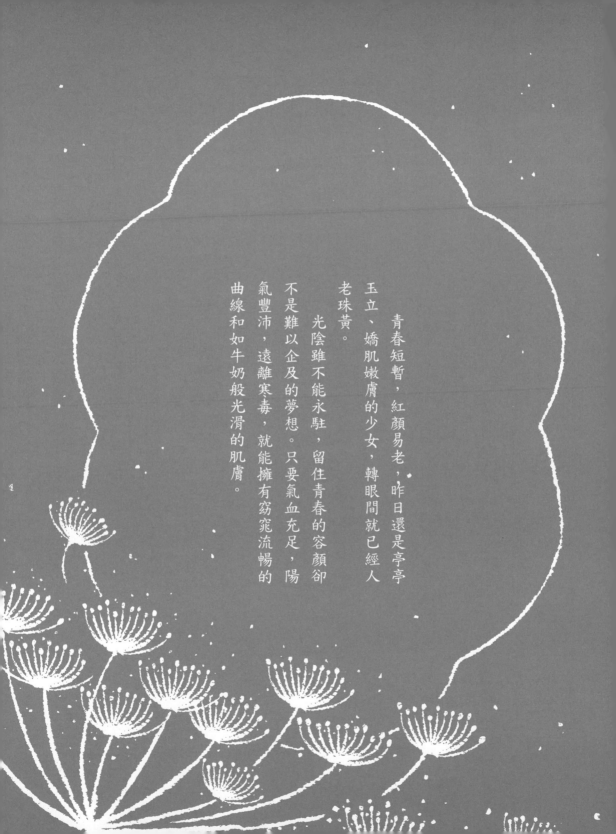

光陰雖不能永駐，留住青春的容顏卻不是難以企及的夢想。只要氣血充足，陽氣豐沛，遠離寒毒，就能擁有窈窕流暢的曲線和如牛奶般光滑的肌膚。

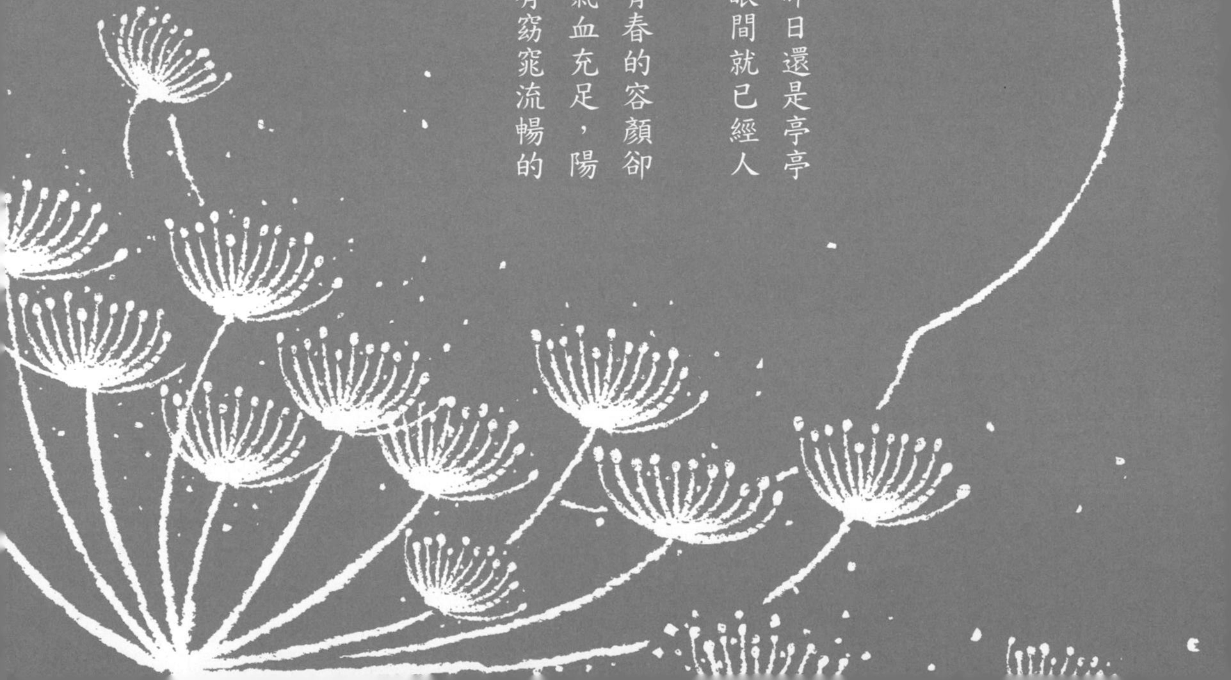

心中無冷病，不怕熱上身

動不動就容易上火的女性，需要考慮一下是不是內裏有寒氣的存在。如果在火氣大的同時，伴有怕冷怕風，四肢冰涼，臉色蒼白，疲乏少力，就需要溫補陽氣，益氣養血。

不少女性，都為滿臉的青春痘煩惱。看中醫，多認為是淤熱火毒，清熱解毒涼血瀉火的藥吃了一大堆，稍稍有所緩解，但就是不能根治。吃藥時間長了，還增加了經痛和腹瀉的毛病。

有的女性，口腔經常潰瘍，平時有口臭的毛病，都不敢靠近別人講話，害怕影響形象。都說是火氣大，飲食要清淡，但吃了大量的水果蔬菜，卻沒有一點改善。

有的女性，大便乾結難解，有的甚至五、六天才能大解一次，每次如廁都痛苦不堪。醫生開了清熱通便的藥，效果卻不理想。

有的女性，尿路經常感染，尿頻、尿急、尿痛、尿黃。吃抗生素暫時有用，吃清熱利尿的涼茶也有效果，但就是反反覆覆，不能除根。

如何辨別寒熱真假

以上這些病症，表面看起來是火氣大，實際上卻是內裏虛寒。《傷寒雜病論》說：「病人身大熱，反欲得近衣者，熱在皮膚，寒在骨髓也；身大寒，反不欲近衣者，寒在皮膚，熱在骨髓也」。這段話的意思是說，有些病人表面上身上很熱，但卻還是想多加衣被，說明他的熱只在皮膚，寒卻在骨髓。反之，病人外表十分寒冷，卻又不想穿衣加被，說明他的寒只在皮膚，內裏骨髓卻是熱的。這實際上是中醫辨別寒熱真假的綱領和祕訣。

是寒是熱，辨別的關鍵是看病人的喜惡。那些喜歡吃辣的、燙的才覺得舒服的女性，雖然表面上是火氣大，實際上也是「熱在皮膚，寒在骨髓」，其實質是內在的陽氣不足、寒氣太盛！

「心中無冷病，不怕熱上身」，動不動就容易火氣大的女性，需要考慮一下是不是內裏有寒氣的存在。如果在火氣大的同時，伴有怕冷怕風，四肢冰涼，臉色蒼白，疲乏少力，就需要溫補陽氣，益氣養血。

喜歡吃辣的、燙的才覺得舒服的女性，雖然表面上是火氣大，實際上是「熱在皮膚，寒在骨髓」，表示內在的陽氣不足、寒氣太盛。

陽氣豐沛人就美

女性的容顏其實與陽氣有關。經過合理的調理，讓氣血旺盛，陽氣充足，氣色就會變好，口唇紅潤，手腳不再冰冷，就變成了更加漂亮的「暖女人」。

有許多女人，雖說不上國色天香，但眼睛、鼻子、嘴巴、身材，似乎都沒有什麼可挑剔的。但仔細一看，卻又總覺得有點美中不足：臉總是黃黃的，缺少血色。嘴唇顏色淡淡的，不是那麼紅潤。除了氣色不佳之外，她們通常也比較怕冷，手腳一年四季都是涼涼的，一個人睡時，一夜被窩都睡不暖。同時還覺得活力不夠，一天到晚總是懶洋洋的。

這些女人之所以變成了「冷美人」，都是由於陽氣不足。

女人也需補陽氣

女屬於陰，男屬於陽。女性應當以陰柔為美，男性才應有陽剛之氣。為什麼女人也需要補陽氣呢？

對於每一個人來說，陽氣都是最為重要的。陽氣是生命力，是推動、溫煦、防禦的能量所在。陽氣虧虛時，人的健康就會出問題。輕度虧虛的人，處於亞健康狀態；嚴重虧虛時，就會生病，甚至是大病。人一旦沒有陽氣，生命也就終結了。我們稱死亡叫「斷氣」，命歸「陰」，意思就是沒有陽氣，人就沒命了。

女性的樣貌也與陽氣有關。經過合宜的調理，氣血旺盛了，陽氣充足了，氣色就會變好，嘴唇紅潤，手腳不再冰冷，就變成了更加漂亮的「暖女人」。

氣血充足才能氣質高雅

有氣質的女性，外貌不一定漂亮，但一定是健康的、可愛的。我們周圍就不乏這樣的女孩，雖然說不上漂亮，但總是精神飽滿，面帶微笑。站、坐、行、走，都充滿了朝氣。臉上氣色很好，沒有

對於每一個人來說，陽氣都是最為重要的。陽氣是生命力，是推動、溫煦、防禦的能量所在。陽氣虧虛時，人的健康就會出問題。

慵懶浮腫的病態，還有一種明快的性格，心境平和。她們總能讓人坦然愉快，樂於與之交往。從中醫角度分析，這是氣血充足的自然顯露。

而那些孤傲冷僻、心胸狹窄、自恃清高、滿臉苦相的人，則往往使人避而遠之。

從中醫角度分析，心情性格與肝氣是否暢通有關。肝氣暢通的人，心情就好，性格就樂觀向上；肝氣鬱結的人，則容易鬱悶憂愁，氣度狹小。

從中醫角度分析，心情性格與肝氣是否暢通有關。肝氣暢通的人，心情就好，性格易屬樂觀向上；肝氣鬱結的人，則容易鬱悶憂愁，氣量狹小。

充足的氣血是健康的基礎。《黃帝內經》說：「氣主煦之，血主濡之」，意思就是，氣有溫煦的作用，它是人體熱能的來源，是生命活動的動力；血在脈中循行，對全身的臟腑組織器官具有營養和滋潤作用。氣血充足，則臉色紅潤，目光有神，精力充沛，情緒穩定，思維敏捷，樂觀自信，這樣的人，才會顯得氣質高雅。

但有些女性上班族卻不是這樣，巨大的工作壓力導致她們經常失眠，不規律的三餐損傷了她們的脾胃。睡眠不足、營養失衡、勞累緊張，導致其花容失色，膚色暗淡，一臉痘痘，還經痛、月經失調……，一連串的健康問題，使其煩惱苦悶，驚慌失措。還要求心情好、情緒穩定、樂觀自信，似乎都是不現實的，高雅的氣質更是無從談起。

氣血是讓女性美麗最重要的基礎。氣血充足，才能視物清晰，膚色才能飽滿紅潤，頭髮才能明潤光澤。而血虛的人，則膚色發黃，口唇色淡，毛髮乾枯分叉，容易失眠頭暈，不耐腦力勞動。氣血淤滯而不暢通，則臉色、口唇晦暗，毛髮脫落，臉部易生痤瘡。目前流行的各種整形手術和化妝品，只能改其外形，不能充實氣血，因而只是臨時應對之法，很難達到標本兼治、內外皆美的美容效果。

補氣血三法

補足氣血的方法，首選食療。菠菜、胡蘿蔔、黑木耳、黑芝麻、紅棗、蓮子、龍眼肉、核桃、山楂、豬肝、豬血、黃鱔、海參、烏雞、雞蛋、蝦仁、紅糖等，都具有補血活血的功效。益氣補血的中藥當歸、川芎、芍藥、熟地、桃仁、黨參、黃耆、何首烏、枸杞子、山藥、阿膠、丹參、玫瑰花等，可與食物一起做成藥膳食用。另外，本書前面章節所介紹的「超級補血英雄」，也可參酌選用。

氣血是讓女性美麗最重要的基礎。氣血充足，才能視物清晰，膚色才能飽滿紅潤，頭髮才能明潤光澤。

其次是運動和按摩，這是確保補進的氣血能夠暢通運行的重要方法。女性可以選擇瑜伽、太極拳、游泳等，利用運動使血脈暢通。經常按摩頭部、臉部和腳部，能促進局部的血液循環。此外，還可以艾灸關元、氣海、足三里、三陰交等穴位，有通經活絡、延緩衰老的作用。

第三是休息和睡眠。足夠的休息和睡眠，是確保有足夠時間生成氣血的重要方式。而長期熬夜，長時間坐在電腦前，久久盯著螢幕，或者長時間看電視劇，都可能傷血。

女人以肝為本

「女以肝為本」，這是女性的體質特點之一。表現在臨床上，就是女性的病，以肝氣鬱結的居多，在治療時，就要注意疏理肝氣。女人的健康，也要強調疏肝保肝，確保肝氣暢通。

女人的病多是因氣而得，如乳腺增生、乳腺癌、月經不順、經痛、黃褐斑、甲狀腺腫瘤、甲狀腺功能減退、高血壓、慢性咽喉炎、眩暈、失眠、憂鬱症、內分泌功能紊亂、胃腸功能失調等。當女性有這些病時，大都伴有情緒不佳、容易生氣、胸悶脅

女人要維持健康，需注意疏理肝氣，
不讓它累積成病。

按摩太衝暢通肝氣

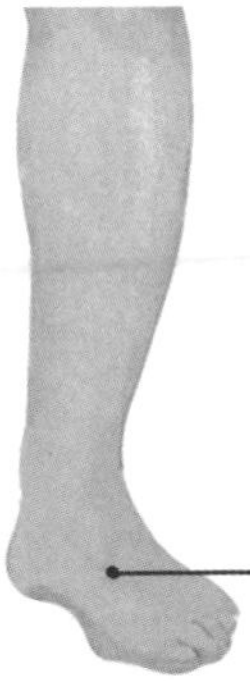

太衝穴是足厥陽肝經上的重要穴道之一，位於足背側，第一、二趾跖骨連接部位中間。經常按摩，能主治與肝有關的疾病，尤其能夠疏洩情緒，解除煩惱。

脹、歎氣、打嗝等症狀，脈象多弦。這些都是肝氣鬱結的表現，用疏肝理氣的方法調治就會有效。

肝氣暢通的女性，心境平和，氣質高雅。渾身充滿活力，目光明亮，反應靈敏，不會動不動就發怒生氣，一天到晚唉聲歎氣，悲觀憂傷，怨天尤人，全身有說不出的不適。

人有七情六欲，難免會有讓人煩惱、擔心、感到不舒服的事。但重點在於如何及時調整，把肝氣疏通，不讓它累積成病。

暢通肝氣，食療是很好的選擇。經常容易生氣，總覺得心情不太暢快，甚至伴有月經不順、乳房脹痛、睡眠不沉的女性，可用食療進行長期調理：以月季花、玫瑰花或是合歡花十五克，開水沖泡當茶飲。也可以常吃橘子、柳丁、木瓜、桃子、松子、蘿蔔等疏肝利氣的食物。如果經常愛生悶氣，心情鬱悶，可以揉按肝經上的太衝穴，有很好的疏泄作用。

想有好膚質，就要多溫肺

對於內有虛寒所致的皮膚病，應該從肺入手，溫肺散寒。真正的養膚訣竅是溫肺，把肺保養好，補足肺經的陽氣，排出肺經的寒氣，解除肺經的鬱滯，皮膚就會一天天變好。

有位媽媽帶著女兒來看病，我發現兩人的皮膚差別很大。媽媽四十多歲，皮膚卻依然細膩光潔；女兒十七、八歲，皮膚卻黯黑粗糙，額頭、鼻尖、下顎都佈滿了痤瘡。除此之外，女兒每次月經來之前，都會發生經痛。婦科的醫生說她是內分泌紊亂，建議找中醫調治。

正好有南京中醫藥大學的學生跟著我實習，我就問他們，這樣的病證應該從哪裡入手？有的同學說，應該清熱解毒吧！臉部的痤瘡，不就是熱毒的表現嗎？許多治療痤瘡的方子，一般都是清熱解毒的。還有同學說，這種病可能還需要活血化淤，這樣既能治療痤瘡，還能調經。

我一邊診脈，一邊詢問她的病情，經痛時肚子涼不涼，平時怕不怕冷，喜歡吃涼的還是熱的。她回答說，月經來之前，肚子涼痛，伴有手腳冰涼；冬天手腳也涼，從小就喜歡喝冷飲；最近比較怕冷，寒風一吹就容易感冒。

分析她的症狀舌苔和脈象，我知道這又是一位虛寒的患者。對於內有虛寒所致的皮膚病，應該從肺入手，溫肺散寒。於是，我便開了一個叫做麻黃加朮湯的處方。同學們看到這個方子，都不理解：病人又有淤又有熱，清解還怕無效，用這些熱藥，不是火上加油嗎？

麻黃加朮湯

材料〉麻黃九克（去節），桂枝六克（去皮），甘草三克（炙），杏仁九克（去皮、尖），白朮十二克。

用法〉用水九百毫升，先煮麻黃，撇去上沫，放入其他各味諸藥，煮後取二百五十毫升，去渣，溫服一百五十毫升，再蓋覆被至微汁。

主治〉外感寒濕，惡寒發熱，身體煩疼，無汗不渴，苔白膩，脈浮緊者。

一周後，患者來複診，說臉上的痤瘡都發出來了，但有的已經消退，顏色逐漸轉淡了。我說這是好現象，又將處方稍做調整，前前後後服了一個多月，月經來時沒有腹痛，痤瘡基本上消退了，皮膚也變得平整，不再那麼粗糙。

養膚的關鍵是溫肺

我常常對同學們說，學中醫千萬要記住「整體觀念」這一個原則；分析病情，則要以中醫的五臟為中心。比如上文提到的那個女孩，主要是兩類症狀，一類是皮膚粗糙、臉發痤瘡，毛孔也較粗，屬於皮毛的病變。肺主皮毛，皮毛有病，當然要考慮肺的問題。第二類症狀是經痛。經痛一般從肝論治，但有時也要考慮肺。肺主治節，就是說節律的問題歸肺管。一月一次的月經，規律非常明顯。因此，調月經有時就要調肺。

綜合起來，那個女孩的病就是肺經的問題。肺經虛寒，肺氣鬱滯，表現在皮毛就是「鬱則為痤」；寒氣凝結，不能治節，月經就不能順時而下，因而發生經痛。而其肺經虛寒，與吃冷飲、貪涼，長期受寒氣侵襲有關。

> 肺主治節，也就是說與節律有關的問題歸肺管。像是一月一次的月經，規律非常明顯，因此調月經有時就要從調肺著手。

肺經虛寒，肺氣鬱滯，在現代女性中非常多見。這除了與女孩多喜歡吃冷飲有關之外，還有一個重要的原因，就是女孩子愛美，為了展現身材，穿得比較少，甚至冬天也不例外，這就很容易造成寒氣的侵襲。此外，為了苗條而過度節食，造成氣血生化缺少「原料」，正氣虛弱，寒氣就更容易侵襲。

本來是為了美，結果卻適得其反。天生麗質的女孩子並不是很多，許多女性不用化妝品，皮膚就很難看。究其原因，就是寒氣傷了肺，肺虛寒了，皮膚就變粗，變得不潤澤了。

再高級的美容護膚品，解決的都是一時問題。從外滋潤、濡養、增濕、美白，那叫「粉飾太平」，並且會使人越來越依賴這些產品。其實，真正的養膚訣竅是溫肺。把肺保養好，補足肺經的陽氣，排除肺經的寒氣，解除肺經的鬱滯，皮膚就會一天天變好。

溫肺要注意保暖，少吃涼飲，才能使得氣血旺盛，寒毒排泄順暢。之前提到的麻黃加朮湯也是很好的溫肺處方，但其中的麻黃有小毒，不能隨便使用，必須在有經驗的中醫師指導下辨證選用。此外，有沒有簡便易行而又安全的辦法呢？當然是有的。

> 真正的養膚訣竅是溫肺。把肺保養好，補足肺經的陽氣，排除肺經的寒氣與鬱滯，皮膚就會漸漸變好。

簡化杏蘇散就有奇效。杏蘇散出自《溫病條辨》一書，原用以治療深秋季節，寒涼乾燥的空氣侵襲入肺導致的涼燥證。我根據多年的臨床經驗，將此方化簡，成為簡化杏蘇散。

簡化杏蘇散

材料〉杏仁十克，紫蘇葉十克，生甘草三克，桔梗六克，生薑三片，大棗三枚。

作法〉用水煎服十五分鐘，當茶飲用。

主治〉此方安全無毒，口感良好，非常適用於肺經有寒，怕風怕涼、輕微咳嗽、鼻流清涕、咽喉乾燥的女性飲用。其中的杏仁、桔梗，都有美白作用。

杏仁讓肌膚永遠十八歲

我經常向女性介紹杏仁露，因為它有美白肌膚的作用。

杏仁的性質偏溫，可以調節肺和大腸的功能。《本草綱目》歸納杏仁的功效主要有三方面。

潤肺：杏仁對肺有滋養、潤澤作用。肺又主皮毛，所以，肺潤澤了，便能夠宣發暢利，不會聚濕貯痰，皮膚也就光潔白皙，不生痘痘。

消積食：杏仁能促進消化，促進排便。消化功能好了，氣血的生成就會充足，臉部氣色就能夠紅潤有神。

散滯氣：杏仁有利於體內廢氣濁氣的排出。大腸中濁氣排出，則能通便養顏；血脈中滯氣排出，則血脈通利，代謝廢物就可以及時清除，不至於積存於皮下。這樣就能有效防止痤瘡、黃褐斑、老年斑以及肥胖的形成。

用杏仁美白，內服外用均可，用法如下：

- 取杏仁十五克，以水煎，當茶服用，每天一次。如果口乾、咽喉乾，表示有鬱熱，可以與麥冬十五克同煎飲用。
- 可以像嗑瓜子一樣慢慢嚼服杏仁，每天二十粒左右。
- 將杏仁粉適量倒入杯中，隨個人喜好加入熱水或牛奶，沖泡後飲用，一天飲一至兩杯。
- 杏仁露略微加熱飲用，每天一罐。
- 用杏仁粉製成面膜，敷於臉部，每天一次，能有效去除角質，使肌膚光潤白皙。

好吃又養顏的五色食物

美容的食物很多，這裏介紹的，是功效顯著的五色食物。

嫩豌豆：豌豆性味平和，含有維生素A原。維生素A原可在體內轉化為維生素A，而維生素A可以潤澤皮膚。嫩豌豆最適於那些氣虛臉色不佳，或者臉上有黑斑、黃褐斑，或者臉部皮膚乾燥的女性。

嫩豌豆的吃法很多，可以和米一起煮粥，可以煮熟後涼拌，也可以和玉米等一起清炒。豌豆尖的營養價值與豌豆基本相同，且鮮嫩清香，最適合做湯，也可作蔬菜炒食。需要注意的是，多吃豌豆會腹脹，一般以每天五十克為宜。

紅櫻桃：中醫認為，櫻桃味甘，偏於暖性，有補益氣血的作用，常吃可以滋養膚色，使臉色變得紅潤光潔。需要注意的是，櫻桃可以常吃，但每次應少吃，多吃會使人噁心嘔吐，發虛熱，誘發潰瘍。

黃小米：小米性平微溫，具有滋陰養血，健脾和胃的功效。氣血充足，脾健胃和，自然會讓膚色很好。

白蘿蔔：白蘿蔔化痰止咳，通利肺氣，具有美白潤膚的功效。現代藥理研究也證明，白蘿蔔含有豐富的維生素Ｃ，常吃能抑制黑色素的形成，減少皮膚色素沉積。白蘿蔔也能消食化積，促進消化和排便，能防止毒素在體內的蓄積，防治痤瘡。如果腸道不通，腸內的大腸桿菌就會分解蛋白質，產生有毒的氨類物質，這些物質被吸收進入血液後，會對人體產生不良影響，加速身體老化。此外，其健脾的作用還有助於營養的吸收，間接產生補益氣血的作用。

黑芝麻：黑芝麻能夠補腎抗衰老。其作用可概括為三個方面：其一是補肝腎，對於肝腎虧虛所導致的頭暈眼花、耳鳴耳聾、腰膝痠軟等症，有一定效果；其二是益精血，對精血不足導致的脫髮白髮、頭髮乾枯、臉色不佳有效果；其三是潤腸燥，適應於經常大便乾燥的人。

在美容方面，黑芝麻能潤澤肌膚，改善氣色，抗皺防衰，潤腸通便。經常食用黑芝麻糊，皮膚會變得光潔，少皺紋，紅潤白淨。黑芝麻中還含有防止人體發胖的蛋黃素、膽鹼、肌糖等，因此有助於減肥。

嫩豌豆、紅櫻桃、黃小米、白蘿蔔、黑芝麻，分別對應五色的青、赤、黃、白、黑。青色疏肝，赤色養心，黃色健脾，白色潤肺，黑色補腎，這就是我經常向親朋好友推薦的五色食物美容法。

經絡一通，萬毒無蹤

人體的經絡，不僅是聯絡內在臟腑與體表器官的通道，而且還是氣血運行、排除體內垃圾的通路。經絡暢通了，人體就有能力把身體代謝所產生體積很小的寒濁、濕毒，源源不斷地送到肌表汗孔、胃脘腸道、膀胱尿路，最後排出體外。

針灸減肥十分盛行，但可能也有人感到不解：肥胖是體內積存的脂肪過多，在穴位上針灸一下就能減肥，那脂肪到哪裡去了？

其實，只要懂得了經絡，就會明白其中的道理。人體的經絡，不僅是聯絡內在臟腑與體表器官的通道，而且還是氣血運行、排除體內垃圾的通路。經絡暢通了，人體就有能力把身體代謝所產生的體積很小的寒濁、濕毒，源源不斷地送到肌表汗孔、胃脘腸道、膀胱尿路，最後排出體外。所以，針灸之後，經絡暢通，多餘的脂肪也就這樣無聲無息地被轉運了出去。

當然，除了針灸，中醫還有許多疏通經絡的方法，比如按摩、中藥通經、溫散寒邪等。這些方法，都能疏通女性最重要的肝經，產生養生保健作用。

血海才是女人的藍顏知己

由於每月一次的例行「獻血」，女性比男性更容易血虛。「女子以血為本」，是女性體質的另一個重要生理特點。因此，中醫治療女性的疾病，很重視調整氣血。以經痛為例，雖然原因很多，現代醫學有原發性和繼發性之分，但根本的機理有二：第一是氣血的運行不暢，不通則痛；第二是氣血虧虛，不能營養經脈，不榮則痛。說白了，就是血虛和血淤兩種情況。

治療經痛，血虛者需要補益氣血，血淤者需要活血通絡。而我們人體有一對穴位，經痛發作時按摩這對穴位，就可以迅速緩解疼痛；平時無病時，這對穴位又可以作為保健穴，透過按壓、貼敷、艾灸、拔罐等，產生補益氣血、暢通經絡的作用。對女性而言，這

> 引起經痛的原因很多，現代醫學有原發性和繼發性之分，但從中醫觀點而言，其根本的機理就是血虛和血淤兩種情況。

經痛就按血海穴

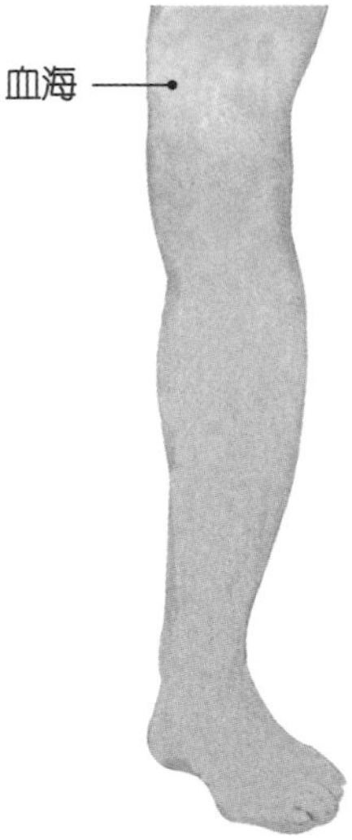

經痛發作時，按摩血海可以迅速緩解疼痛，平時無病時，血海又可以做為保健穴，透過按壓、貼敷、灸治、拔罐等，產生補益氣血、暢通經絡的作用。對女性而言，這是功效卓著的保健祕穴。

對功效卓著的保健祕穴，就是血海。

血海是足太陰脾經上的重要穴位。它們位於大腿內側，髕骨（註：膝蓋骨）內側端上兩寸，當股四頭肌（註：大腿前面的肌肉）內側頭的隆起處。我們可以這樣取穴：屈膝，以左手掌心按於右膝的髕骨上緣，二至五指向上伸直，拇指約呈四十五度斜置，拇指尖下就是血海穴。有空時，揉一揉，按一按，身體就會因此而改觀。

適用於多種婦科疾病的逍遙丸

月經常給女人帶來許多不便，尤其有許多女性在月經將要來的前幾天，就開始出現許多不適的反應，真可謂「山雨欲來風滿樓」。有人情緒不穩定，急躁不安，心神不寧，容易發火，容易生氣；有人腹脹腹痛，心滿胸悶；有人乳房脹痛，甚至覺得硬邦邦，非常難受；有人則兩脅脹痛，打嗝，歎氣，總覺得出氣不暢；有人在這幾天情緒低落，睡眠不安，大便秘結。所有這些不適，醫學上有個名字，叫做「經前症候群」。按照中醫的說法，經血到來之前，必有氣至，氣至而鬱結，運行不暢，則出現以上許多「氣滯」的表現。

嚴格來說，經前的許多不適並不屬於病態，但確實給許多女性帶來了不少煩惱。中醫可以透過各種方法調理，疏通這些鬱滯「氣」，氣散開了，這些症狀都能消除。

我經常為經前症候群症狀明顯的女性推薦逍遙丸。逍遙丸是根據逍遙散的配方製成的中成藥，而逍遙散是一個古老的方子，來自於宋朝的《太平惠民和劑局方》——這是我國第一部成藥藥典。方子由柴胡、白朮、白芍藥、當歸、茯苓、炙甘草、薄荷和煨薑組成，是疏肝解鬱、健脾養血的代表方劑。

「女子以血為本，女子以肝為本」，婦女疾病不外乎肝鬱或血虛，兩者佔據大半。而逍遙散兩者兼治，因而適用於婦科的許

女子以血為本，女子以肝為本。婦女疾病不外乎肝鬱或血虛，兩者佔據大半。而逍遙散兩者兼治，因而適用於婦科的許多病症，對於經前症候群更是首選。

多病症，對於經前症候群更是首選。

逍遙丸是常用中成藥，也是一種非處方藥，價格便宜，服用方便。由於有水丸（註：指中藥細粉以冷水或依據處方用醋、酒、浸膏、藥汁等為粘合劑，而製成的小球形製劑）、大蜜丸、小蜜丸、濃縮丸的不同，服藥量需根據說明書的指示服用。比如大蜜丸，一次一丸，一日二次，口服；濃縮丸，一次八丸，一日三次，口服。

該藥服用後，可以解除上述諸多症狀，使人苦痛頓失，心緒平靜，逍遙自在。

溫經湯是寒性經痛的剋星

經痛中有一種屬於寒性的——據我的臨床觀察，半數以上的經痛屬於寒性。這種經痛的特色，就是腹痛伴有明顯的寒象。比如腹部冰涼，用熱水袋焐一焐才覺得舒服；手腳冰涼，臉色蒼白，甚至出冷汗；受風受寒導致腹痛加重等。

《傷寒雜病論》有一名方叫做溫經湯，可用於治療寒性經痛，於經前服用，有立

溫經湯可用於治療女性的寒性經痛，於經前服用，有立竿見影的效果。有位男性朋友用此方治療屬於虛寒型的前列腺增生，效果也十分令人滿意，這可能與本方溫通經絡，祛除寒氣的作用有關。

竿見影的效果。

這個方的組成是吳茱萸、麥冬各九克，當歸、芍藥、川芎、人參、桂枝、阿膠、牡丹皮、生薑、甘草、半夏各六克。用水煎煮二十五分鐘，熱服。

有人用這個方子治療男性屬於虛寒型的前列腺增生，效果也十分令人滿意。這可能與本方溫通經絡，祛除寒氣的作用有關。

寒性經痛還要注意經期前後的調養。特別在月經來之前的四、五天，一定注意不要喝冰冷的飲料，不吃寒性的水果蔬菜，如梨、柿子、西瓜等；不要用冷水洗手洗臉，慎用易受風的淋浴；保護好腹部不要受涼，不要吹過冷的冷氣或電扇等。也可以做一個肚兜戴在腰腹間，護住腹部。儘量做到情緒穩定，不生氣，不過分勞累，不熬夜。經過幾個週期的調理，經痛可能就會離你遠去。

養好精氣神，歲月也饒人

我們沒有辦法使青春永駐，但是，我們能夠透過調養氣血，養好精氣神，以延緩衰老，使歲月留步。

木耳豬肝湯，祛除黑眼圈

許多女性為黑眼圈苦惱。大多數情況下，黑眼圈並不會讓人感到不適，但影響人的外在形象甚大。有黑眼圈時，人看起來沒精神，缺少神氣，總給人一種睡眠不足的感覺。有的人黑眼圈很重，早上一起床便有眼泡，再加上黑眼圈，像大熊貓一樣。

黑眼圈產生的病理因素，主要包括虛、寒、水、淤四個方面，即腎虛、有寒氣、水濕不化、淤血停留在局部，這便形成了黑眼圈。因此要想徹底消除黑眼圈，就要想辦法補腎、散寒氣、化水濕、祛淤血。

要消除令人煩惱的黑眼圈，木耳豬肝湯值得向大家推薦。

木耳豬肝湯

材料〉黑木耳十五克、豬肝半斤、生薑一片、紅棗兩枚。

作法〉1.將黑木耳用清水泡透，洗乾淨，備用。
2.豬肝、生薑、紅棗分別用水洗淨後，將豬肝切片，生薑刮皮，紅棗去核。
3.在沙鍋內加入適量清水，以大火燒至水滾，放入黑木耳、生薑和紅棗。
4.繼續用中火煲一小時左右，再加入豬肝，待豬肝熟透，加鹽調味，即可食用。

功效〉有祛淤活血散寒的功效，因此可去除黑眼圈。對於女性月經不順、經期腹痛、臉部有黃褐斑等，也有調治作用。因其性質平和，男女老少都可食用。

用白芷養張小白臉

「一白遮百醜」，愛美的女性都想擁有潔白的肌膚，特別是臉

黑眼圈產生的病理因素，主要包括虛、寒、水、淤四個方面，因此要想徹底消除黑眼圈，就要想辦法補腎、散寒氣、化水濕、祛淤血。

部，如果有細白光潔的皮膚，不管走到哪裡，都會感到很有面子。

如果想使皮膚更加柔嫩細滑白皙，建議到中藥店挑選塊大、顏色純白、沒有黴跡的白芷二百克。用小刀小心剔除其黃棕色粗皮，粉碎，過篩，使之成為極細粉末。每次取三十克粉末，摻入一小瓶嬰幼兒護膚用品中，充分攪拌和勻，放入冰箱冷藏備用。每晚取此膏適量，替代常用保養品擦臉，至少保留一小時，臨睡前用面紙擦掉（不要用水洗），隔天早上再洗去。連用半個月後，可改為兩至三天擦一次，持續三至六個月即可見效。

此方中的白芷，外用為美容要藥。《日華子本草》說它能「去面皯疵瘕」，「皯」就是雀斑。《本草綱目》也說它能「長肌膚，潤澤顏色，可作面脂」，古代美容方中也多有白芷。該藥單獨使用即有美白效果，如果配合菟絲子、白附子外用，還能祛除黃褐斑。

需要注意的是，臨床所見臉部黃褐斑的患者，多伴有臟腑功能失調，需用中藥綜合調治。比如配合逍遙丸濃縮丸，每次八粒，每天三次，效果更好。

白芷在外用時為美容要藥。該藥單獨使用即有美白效果，如果配合菟絲子、白附子外用，還能祛除黃褐斑。

女性胸部挺美的保健大法

中醫認為，乳房發育不良與氣血虧虛有關，而補益氣血的藥膳則具有豐乳作用。這裏推薦的當歸鯉魚湯，能調養氣血，豐滿乳房。

當歸鯉魚湯

材料〉當歸、白芷、黃耆各十五克，枸杞十克，大棗五枚，鯉魚一條約六百克，鹽及調味料適量。

作法〉1.先將當歸、白芷、黃耆、枸杞洗淨，用紗布鬆鬆地包起來，使之成為藥包。

2.大棗去核，鯉魚洗淨去腸雜。

3.在鍋中加清水適量，藥包、大棗和鯉魚一起入鍋，慢火燉煮至鯉魚熟，加入鹽、調味料調味即成。喝湯吃鯉魚肉，隔天吃一次。

此外，平時多做擴胸運動，能鍛鍊胸部肌肉，促進發育。體操、伏地挺身等運動，能使胸肌結實豐滿，乳房挺拔而富有彈性。游泳是年輕女性理想的健身豐胸活動，因為水波對乳房有按摩作用，並且游泳可鍛鍊腹肌和腰肌，有助於消除多餘脂肪，保持苗條婀娜的體態。此外，每天持續三十分鐘的運動，還可以減少乳腺癌的發生率。

流暢臀部曲線展現女性魅力

臀部和胸部、腰部一樣，是構成女性曲線美的重要部位。豐挺、結實的臀部，不僅是健康的象徵，而且能彰顯腰部的纖細，腿部的修長，使身材曲線窈窕婀娜。相反地，鬆垮無力的臀部，不僅影響腰部以下的美感，下半身的比例也會失去平衡。因此，臀部的保健，歷來是愛美女性關心的話題。

在古代，臀部豐滿與否也是衡量美女的指標。臀部渾圓碩大的女人有寬大的骨盆，而寬大的骨盆有利於胎兒在母體中的發育和成長。這在「不孝有三，無後為大」的中國古代，無疑具有重要意義。同樣地，西方人歷來也認為女性以豐臀為美。

在現代人的眼裏，美臀與女性的性感豐腴有關，是現代精神和美的象徵。對女人而言，擁有豐滿的臀部是令人羨慕的。更有調查顯示，臀部大也是身體健康的指標。瑞典哥德堡大學的一項研究發現，臀部大的女性，患糖尿病和心臟病的機率較低。

游泳是年輕女性理想的健身豐胸活動，因為能鍛鍊腹肌和腰肌，有助於消除多餘脂肪，此外，水波還可按摩乳房。

那麼，有哪些因素會影響臀部的美觀和健康呢？

其一是久坐不動的生活方式。臀部主要由肌肉和脂肪組成，上班族久坐不動，脂肪便容易在下半身沉積，臀部肌肉也容易鬆弛，造成臀部下垂。其二是不正確的飲食方式，如攝取過多的動物性油脂，這些油脂可能在下半身淤積。第三是女性荷爾蒙的變化，這與女性的很多特徵有關。一種被稱為脂蛋白脂酶的物質，會干擾脂肪細胞，阻礙身體對脂肪的傳輸，是導致脂肪在臀部和大腿堆積的原因。

解決的方法，首先是改善飲食。炒菜時以植物油代替動物油脂，多吃含有植物蛋白的食物，能防止臀部下垂。其中豆腐是最佳的選擇，其吃法很多，可以涼拌、紅燒，也可以燉煮。與豆腐同類的豆漿、豆腐腦、豆腐乾等，也有同等豐臀效果。

第二是作臀部體操，可以消除臀部過多的脂肪，使臀部健美而結實。方法是將雙臂伸直，扶牆，左腿單腳站立，吸氣，然後身體向前彎曲，一邊呼氣一邊把右腿向左側伸直，儘量抬高。雙腿不要彎曲，兩邊輪流進行，各做十五次，早晚各做一遍。長期持續定能使腹部挺翹，使腰部到臀部形成一條優美的曲線。

影響臀部美觀和健康的因素有三，一是久坐不動的生活方式，二是不正確的飲食方式，三是女性荷爾蒙的變化所致。

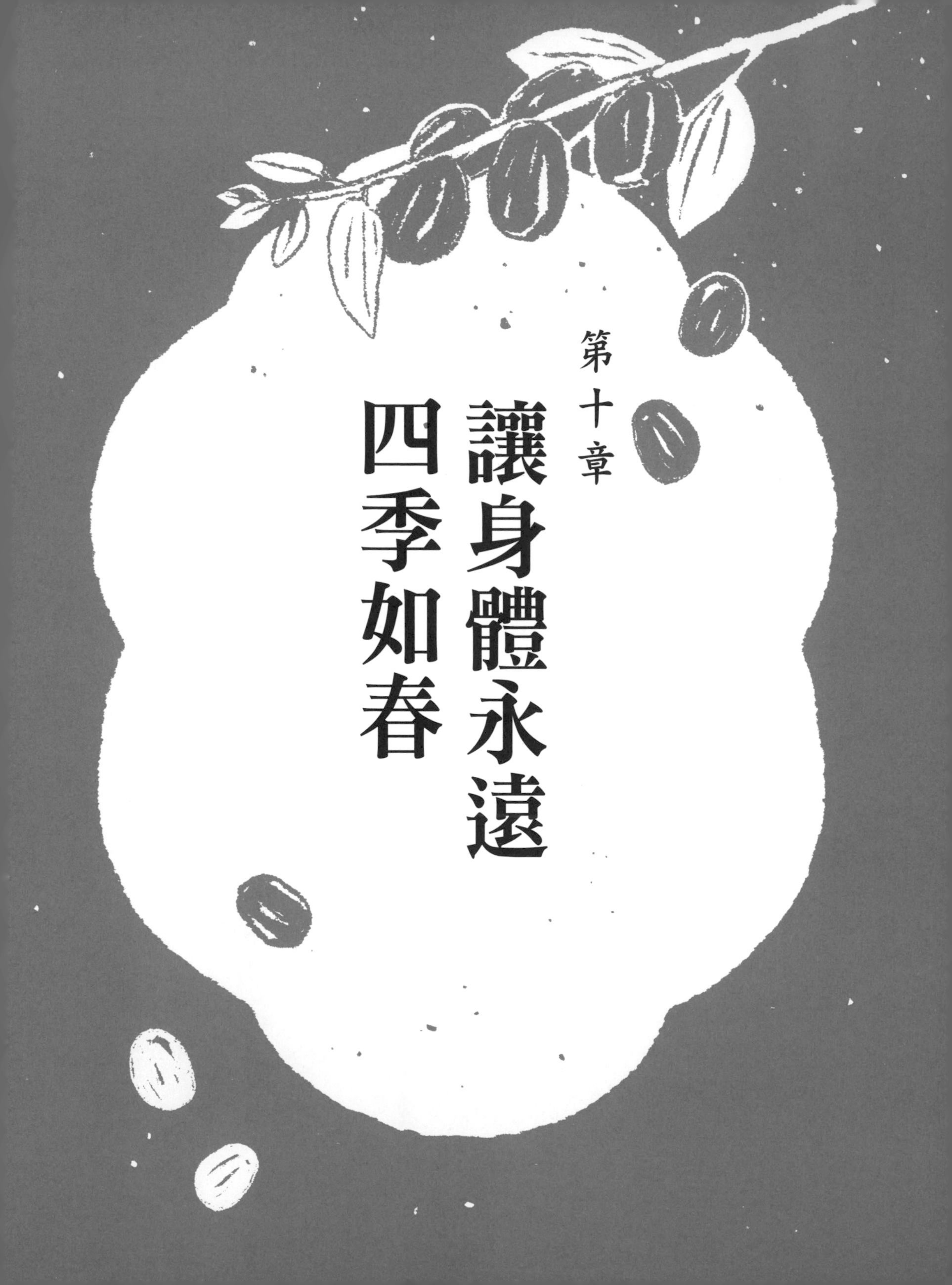

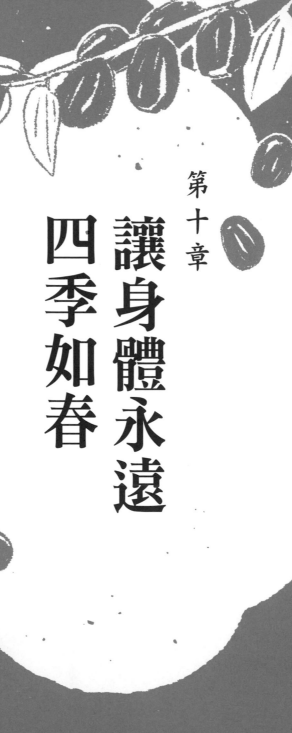

第十章 讓身體永遠四季如春

月有陰晴圓缺，人有生老病死。長生不老只是一種夢想，健康無病卻可以做到。如果你羨慕那些歷經風雨，卻仍能健健康康活到天年的朋友，請牢記：一定要讓自己的身體四季如春。

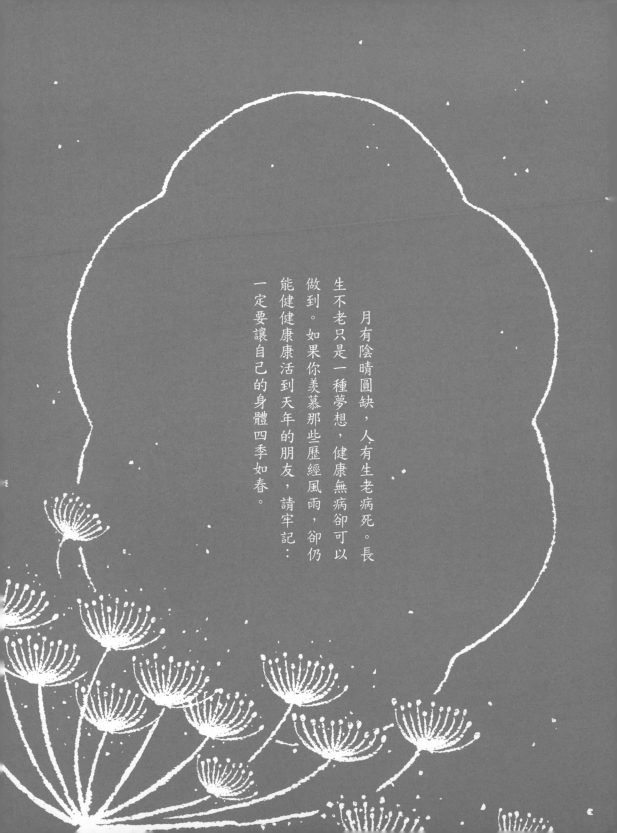

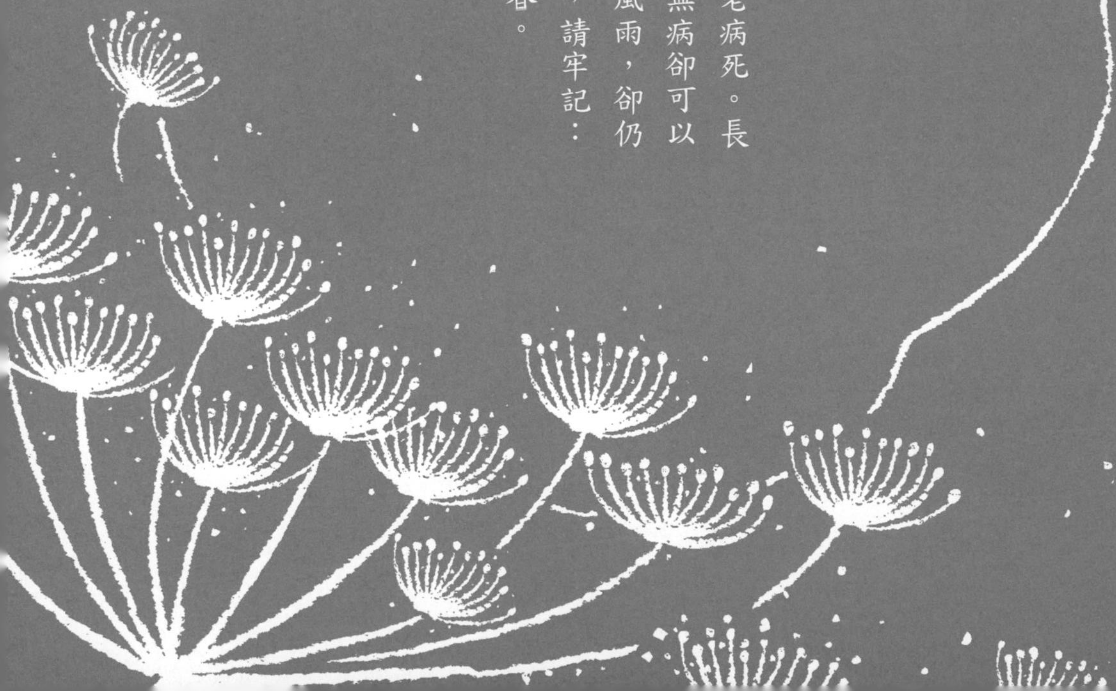

學會傾聽身體的聲音

人體內儲藏的能量是有限的，人體所需的氣血更是需要及時補充。因此，我們不要以忙碌為藉口，忽略了身體的承受能力，而應該抽出時間休息，傾聽身體內在的聲音。

不要以忙碌為藉口而忽略健康

「失去了健康，一切都沒有意義」，這是盡人皆知的道理。然而，生活中有許多人是在生病之後，甚至臨近生命的盡頭時，才悟到這句話的真正含義。

今天騰不出時間休息的人，明天一定會抽出時間來生病。人體內儲藏的能量是有限的，人體所需的氣血更是需要及時補充。我們雖然不能像醫生一樣將人體的生理規律瞭解得十分清楚，但最起碼應當對自己的身體有所敬畏。要知道，身體的承受能力是有限的。該休息時就休息，千萬不要等到身體垮了，才空自後悔。

靜心傾聽身體內在的聲音

許多時候，我們為了追求名利，不惜疲於奔命，以致心力交瘁。這實際上是本末倒置的，身體沒有了，名利又有何用？正氣虧虛了，氣血不足了，便沒有了抵禦病邪的能力。一旦受到病邪感染，得了嚴重的疾病，才猛然醒悟，後悔莫及。

愛惜自己的身體，需要我們經常靜下心來，與身體交談，傾聽身體內在的聲音，及時捕捉身體發出的信號。

如果經常感到疲勞，做事力不從心，口乾口渴，比平時愛喝水，要及時檢查一下血糖，這有可能是糖尿病的徵兆；如果有一段時間，尤其是在感冒之後，精力不能恢復，疲勞乏力，氣短，胸悶，心慌，情緒不穩，應及時檢查心電圖和心肌脢指數，因為有心肌炎、心肌梗塞的可能；如果疲乏無力而伴有情緒低落，以往感興趣的事情不再感興趣，總是早早醒來，甚至有自殺的想法，要到精神科就診，以防憂鬱症。

失去了健康，一切都沒有意義。今天騰不出時間休息的人，明天一定會抽出時間來生病。

其實，判斷健康與否的方法也很簡單，關鍵是要在沒有發生大病之前，捨得花一定的時間和精力，與自己的身體對話，問一問自己的生理功能，是否有所變化：聽力有否下降，有沒有耳鳴困擾？視力有否下降，有沒有眼乾眼脹、視物變形？嗅覺還靈敏嗎？有沒有別人都能聞到而自己卻無法聞知的氣味？是否鼻乾鼻塞？口中是否有酸、甜、苦、辣、鹹等特殊的味道？吃飯能感知飲食的滋味嗎？嘴巴乾不乾，唾液能否足夠滋潤口腔？食欲是否正常，進食時食物吞嚥是否有困難？是否胸悶胃脹、腹脹腹痛？大小便是否順暢，排便時有無異常感覺？大小便的顏色是否正常，有無異物？頭頸腰背四肢，有哪個地方經常疼痛不適嗎？

靜下心來，傾聽一下身體內在的聲音，關注一下身體缺少什麼，儘早發現疾病的信號，需要怎樣的調整，做到有病早治，進而及時休養生息，防止疾病的發生。

如果經常感到疲勞，做事力不從心，而且口乾口渴，比平時愛喝水，要及時檢查一下血糖，這有可能是糖尿病的徵兆。

不生病的吃法

俗話說，「民以食為天」，「人是鐵，飯是鋼，一天不吃餓得慌」。然而，就是這麼重要的事情，我們認真地對待過嗎？為了我們和家人的幸福未來，請別拿吃飯不當回事！

病從口入不是信口雌黃

有很多病，其實都是吃出來的，尤其是飲食不節是很多疾病誘發的因素。飲食不節會損傷脾胃功能，影響氣血化生，進而引起抗病能力的下降，導致寒氣入侵，誘發許多疾病。

比如，吃了不乾淨、變質的食物，難免噁心嘔吐，腹痛腹瀉，渾身不適，就會得急性胃腸炎；吃得過多過飽，胃裏飲食不消化，再加上受風受寒，便會發熱、怕冷、身痛、拉肚子，便得到胃腸型感冒。病從口入，可歸類為以下這幾個方面。

吃飯的時間不規律：不按時進食，飲食的節律便被打破。該吃飯時不吃飯，身體按時分泌的消化酶便會損傷消化道黏膜；不該吃飯時又進食，食物沒有足夠的消化酶消化，便會滯留胃腸，增加腸胃的負擔。

食量無節制，饑飽無常：許多成年人像小孩子一樣，不能控制自己的嘴巴。遇到可口的飯菜，則飽餐一頓；遇到不好吃的，則忍著饑餓，甚至餓得頭昏。胃腸的舒張和收縮極不規律，體內養分的供應也不能如常，日久必生病患。

飲食有偏嗜：有人特別喜歡吃鹹的，口味很重——鹽的攝取過多，會形成高血壓；有人特別喜歡吃甜的，每次都吃大量的糖，這樣會損壞牙齒，造成消化道細菌的過度滋生繁衍，糖尿病的形成與這也有關係；有人特別喜歡吃油膩的，一頓不吃肥肉就感到不舒服，這樣的人容易得高脂血症、動脈硬化；有人則嗜煙酒，這樣的危害恐怕更大。

飲食不均衡：正常的飲食結構應該是「穀肉果菜」合宜搭配。長期偏食的人會造成某些營養素的不足，比如維生素、礦物質的缺乏，會導致營養不良。

不注意用餐的衛生習慣：不注意飯前洗手，就會給細菌、病毒、寄生蟲的入侵製造機會。飯後立即運動或工作、讀書，消化道得不到充足的血液供應，就會造成消化不良。

飲食不規律：急慢性胃炎胃潰瘍，基本上都與飲食不規律，吃生冷、煎炸、油膩食物有關。高脂血症、脂肪肝，都是由於攝入過量的肥甘厚味，加上運動不足引起的。高血壓也與飲食有關，有人口味較重，長期攝入過量的鹽分，如果遺傳有高血壓的基因，便會得到高血壓。冠心病的發生，也是由於嗜食肥甘，導致冠狀動脈粥樣硬化所致。

其他：如過量喝酒會引起胃出血，引發腦中風；長期抽煙會引發肺癌、腸癌；長期偏食會引起營養不良，內分泌紊亂，甚至貧血；進食過快、過於肥膩，會導致肥胖等。

因此，要想健康，就要把好「病從口入」這一關。

重視吃飯這件事

當我告訴患者：「你的病其實就是因為不重視吃飯引起

有很多病其實都是吃出來的，尤其是飲食不節是很多疾病誘發的因素。所謂病從口入，可歸類為吃飯的時間不規律、食量無節制、飲食有偏嗜、飲食不均衡、不注意用餐的衛生習慣等。

的」時，他們常常都會感到不解：「不會吧，我平時很注意進補。什麼雞鴨魚肉，經常買來吃，從來沒有吝嗇過。一日三餐，沒有不豐盛的。現在誰還會不重視吃飯呢？」

「你說的我都相信，但重點是，你認認真真地吃過飯嗎？」

生活中不把吃飯當回事的人還真不在少數，原則上有這幾種情況。

把吃飯等當應酬：現代人忙，吃飯不再是自然的一種進食過程，而成了一種應酬；吃飯不再是吃「飯菜」，而是講排場，吃「面子」。表面上看來是在吃飯，實際上注意力卻放在其他事情上。心情高興時，不自覺就會酒食過量。事情不順利，即使面對山珍海味也難以下嚥。有時候，一頓飯能吃好幾個小時。

當不專心吃飯時，大腦便不會及時發出消化的信號，消化酶就不會及時分泌，飲食就會積滯。久而久之，脂肪肝、肝硬化、胃炎、胃潰瘍便會上身。

將吃飯當做應付：一邊吃飯，一邊忙著做其他的，如看電視、上網聊天……，吃飯反倒成了無關緊要的事情。這樣吃飯，身體吸收不到充足的營養，即便是進食高營養食物也相當於垃圾食品。長此以往，氣血的生化便沒有源泉，氣血自然難免日漸虧虛。正氣不足，寒氣滋生，生病是早晚的事情。

吃飯時不能專心：有家長喜歡在吃飯時教訓孩子，在白天時大家各自上班、上課，等晚餐時聚在一起，便逮住機會嘮叨起來。殊不知，孩子是很討厭這時說教的。此時的教育不僅沒有效果，反而使大家都不能安心吃飯，全家身體受損，真是得不償失。還有更多的家庭，晚上喜歡邊看電視邊吃飯，完全是心不在焉，這樣更不利於健康。

吃飯隨心所欲：沒有養成定時定量吃飯的習慣，該吃東西時不吃，不該吃時又亂吃。有時吃得不夠，隨便找點東西填飽肚子，有時又吃得過飽。至於飲食的寒、熱、溫、涼，更是一概不予考慮，這就是《黃帝內經》所說的「飲食無節」。

不重視早餐：現代人夜生活豐富，熬到深更半夜才睡覺，早上起不來，一起來便匆匆忙忙，根本不吃早餐。這樣，身體就會缺少能量，不能集中精力做事。長此以往，各種慢性病就可能上身。

不重視吃飯是許多疾病的根源。一旦學會了靜下心來專心吃飯，學會了放慢速度細嚼慢嚥，懂得了「早餐是寶要吃好」的道

> 當不專心吃飯時，大腦便不會及時發出消化的信號，消化酶就不會及時分泌，飲食就會積滯。久而久之，脂肪肝、肝硬化、胃炎、胃潰瘍便會上身。

理，並加以實踐，健康狀況將隨之改觀。

穀肉果菜，食養盡之

不論是大人或小孩，有時身型骨瘦如柴，但問題不在於吃得不好，而是吃得太好了。飲食過於精細，飲食過偏，有些營養素就會缺乏。

《黃帝內經》非常重視飲食營養的平衡，強調「穀肉果菜，食養盡之」，就是說穀類、肉類、果品和蔬菜，要合宜搭配，不可偏廢，這是飲食養生的真諦。具體說來，則是「五穀為養，五果為助，五畜為益，五菜為充，氣味合而服之，以補益精氣」。

五穀：為麥、黍、稷、稻、豆，就是小麥、玉米、高粱、大米和豆類，俗稱五穀雜糧，其所含的營養成分主要是碳水化合物，其次是植物性蛋白，脂肪含量不高。以五穀為主食，符合中國人的體質特點。我們強調，主食一定要吃，絕不可缺少。有些女性為了減肥，只吃蔬菜或水果，久而久之，就會因營養缺乏而面有菜色。五穀中還包括粗糧，其中含有豐富有益的營養成分，應該常吃。

《黃帝內經》強調「穀肉果菜，食養盡之」，就是說穀類、肉類、果品和蔬菜，要合宜搭配，重視飲食營養的平衡，不可偏廢，這就是飲食養生的真諦。

五果：為李、杏、棗、桃、栗等多種鮮果、乾果和堅果。它們含有豐富的維生素、微量元素和食物纖維，還有植物性蛋白質。鮮果生吃，能確保維生素不被烹調破壞；鮮果加工成乾果後，便於運輸和貯存，雖然水溶性維生素有損失，但蛋白質與碳水化合物反而因脫水而增多；堅果類如花生、核桃、瓜子、杏仁、栗子等，所含的蛋白質類似豆類，可彌補穀類蛋白質的不足。

五菜：為韭、薤、葵、蔥、藿，泛指各類蔬菜。這些能補充營養，補益臟腑之氣，使體內各種營養素的補充更加豐富。「五菜」能補充「五穀」的不足，輔助穀氣，疏通壅滯。少數蔬菜性質溫暖，還能產生溫中散寒、開胃消食的作用，是排寒的主要食品。

五畜：為雞、羊、牛、馬、彘，泛指畜、禽、魚、蛋、奶類動物性食物。肉類食物含有豐富的胺基酸，可以彌補植物性蛋白質的不足。

總之，合理的營養結構應當是以五穀雜糧為主食，以果品為輔助，以肉類和蔬菜為補充。所謂「論吃還是家常飯，論穿還是粗布衣」，這是符合養生原則的。

瞭解身體真正的需要

合理的飲食，除了講究營養均衡，五味調和之外，還應當因人而異，根據自身的體質狀況，選擇暖性或涼性且更針對自己狀況的食物進行調理。

中醫將常見的體質分為八種，分別是氣虛體質、血虛體質、陰虛體質、陽虛體質、氣鬱體質、血淤體質、痰濕體質和陽盛體質。這八種體質各有特點，有時可能會相兼互見。

氣虛體質：這類人的特色是經常感到氣短乏力，容易倦怠，說話都嫌累，動不動就出汗，舌頭顏色淡白，脈虛弱無力。最主要的特徵是不能耐受體力勞動的工作，稍微一做就會氣喘吁吁。當病情加重時，根據所患疾病的不同，有人會咳喘無力，有人會大便溏泄，有人會脫肛、子宮脫垂，有人會心慌心跳、精神疲憊，有人會腰膝痠軟、小便頻多，男人滑精早洩，女人白帶清稀。

這類型的人，飲食要以補氣養氣為主。其中，肺、脾、腎是調補的重點。食物中能夠補氣的包括：粳米、糯米、小米、大麥、蕎麥、山藥、馬鈴薯、大棗、胡蘿蔔、香菇、豆腐、雞肉、鵝肉、牛肉、青魚、鰱魚等。常見補氣中藥則有黃耆、黨參、人參、太子參、山藥、茯苓、白朮等，可選擇其中的一至兩味，製成藥茶、藥粥、菜肴食用。

血虛體質：這類人由於缺血，身體各部位失去了血液的濡養，因而呈現黃白之色，缺少血色。比如臉色蒼白，沒有光華，或者臉色萎黃，嘴唇、指甲顏色淺淡，下眼瞼色淡等。血虛的人特別不耐受動腦，容易失眠，會覺得記憶力下降，腦筋變得遲鈍。只要是動腦的事情，都感到難以勝任。

血虛體質的調養要點是補血養血。食物中能補血的，有紅棗、花生、桑椹、荔枝、松子、黑木耳、菠菜、胡蘿蔔、豬肉、羊肉、牛肝、羊肝、海參、鱔魚等。常見補血中藥，如阿膠、當歸、熟地、白芍、紫丹參、仙鶴草等，都可適當選用，配製成藥膳。

陰虛體質：陰虛體質的特點是形體偏瘦，容易口乾舌燥，心煩口渴。手腳心發熱發燙，晚上睡覺要把腳伸到地板上才覺得舒服，手也想抓一個涼的東西；大便比較乾，不容易排出；舌頭顏色紅，舌苔少，甚至沒有舌苔，生病時，以上這些症狀會更加明顯。若是肺病，則伴有乾咳少痰、潮熱盜汗；心病則心慌健忘、失眠多夢；腎病則腰痠背痛、眩暈耳鳴；肝病則兩脅疼痛、視物昏花。

陰虛體質者應當補陰清熱，滋養肝腎。要注意多吃一些滋陰清熱、滋養肝腎的食物，食宜清淡，少吃肥膩厚味和辛香燥烈之品。

陰虛者應當補陰清熱，滋養肝腎。要注意多吃一些滋陰清熱、滋養肝腎的食物，食宜清淡，少吃肥膩厚味和辛香燥烈之品。

常見的滋陰食物，有黑芝麻、黑豆、黑米、糯米、蜂蜜、牛奶、羊奶、雞蛋、桑椹、甘蔗、百合、螃蟹、河魚等；常見滋陰的中藥，包括枸杞子、生地、黃精、山萸肉、麥冬、女貞子、何首烏、白芍藥等，都可根據自己的情況，選配藥膳。

陽虛體質：體質特色是形體白白胖胖，臉色偏淡白，常感到疲乏少力，比別人怕冷，手腳不暖甚至冰涼，大便稀溏，口不乾渴，不喜歡喝水，舌淡胖，脈沉而無力。生病時容易出現虛冷的徵象，如喜歡將身體蜷起來，無精打采，總想睡覺。有的伴有腹痛，大便稀薄，總想弄個熱水袋焐一焐肚子；有的全身浮腫，小便不利；有的腰脊冷痛，大便清稀如水；有的胸背疼痛，咳喘心慌；有的夜尿頻多，小便失禁；男性陽痿滑精，女性則長期不孕。

陽虛體質的調養要點是扶陽袪寒，溫補脾、腎。常見的溫陽食物有羊肉、雞肉、桂圓、生薑、花椒、韭菜、薤白、核桃、板栗等。常見的溫陽中藥主要包括黑附子、乾薑、肉桂、桂枝、吳茱萸、大小茴香、高良薑、砂仁、白豆蔻、肉豆蔻、肉蓯蓉、鹿角膠、仙靈脾等，可以從中選配製作成藥膳。

氣鬱體質：這類人體質的特點是性情急躁易怒，有時憂鬱寡歡，情緒低落，胸悶不舒，總想歎氣，舌淡紅，苔白，脈弦。生病時，有的胸脅脹痛、竄痛；有的乳房小腹脹痛，月經不順，經痛；有的咽中梗阻，如有異物；有的頸項有癭瘤（註：一種生於肩背等處的瘤狀贅肉）；有的胃脘脹痛，泛吐酸水，打飽嗝；有的腹痛腸鳴，大便泄利不爽；有的氣往上沖，頭痛眩暈。

氣鬱體質的調養重在解鬱疏肝。可以少量飲酒以活動血脈，多食行氣的食物，如柳丁、柑、蕎麥、韭菜、茴香菜、大蒜、白蘿蔔、大麥芽、蘿蔔籽、刀豆、玫瑰花、月季花、茉莉花、桂花等。常見的理氣中藥，包括柴胡、枳殼、佛手、香附、烏藥、川楝子、小茴香、青皮、郁金等，可以從中選配製成藥膳。

血淤體質：體質特點是臉色晦滯，口唇色暗，眼眶暗黑，肌膚乾燥，舌紫暗或有淤點，脈細澀。有的人眼眶暗黑，皮膚像松樹皮；有的頭、胸、脅、少腹（註：肚臍上是大腹，臍下是小腹，兩側是少腹）或四肢等處刺痛，口唇青紫或有出血傾向，如吐血、便黑等；有的腹內有積塊等。心血管疾病或腫瘤的人常見這種體質。

氣鬱體質者性情急躁易怒，有時憂鬱寡歡。其調養重在解鬱疏肝。可以少量飲酒以活動血脈，多食行氣的食物。

飲食調養是多吃活血、化淤、養血之品。常見食物有：山楂、桃仁、油菜、山慈姑、黑大豆、酒、醋、黑木耳等。活血中藥，有三七、紅花、桃仁、丹參、川芎、當歸、雞血藤、益母草、地龍等，可以選配製成藥膳。

痰濕體質：其體質特點是形體肥胖，肌肉鬆弛，喜歡吃肥甘食物，身體困倦，人發懶，總想睡覺，口中黏膩不清爽，舌頭胖，舌苔白膩而滑。生病時，有的胸脘痞悶不適，咳喘痰多；有的食欲不振，噁心嘔吐，大便溏泄；有的四肢浮腫，按之凹陷，小便不利或渾濁；有的頭身重困，關節疼痛，肌膚麻木不仁；婦女則白帶過多，黏滯不清。

痰濕體質的調養要點是化痰除濕，健脾益胃。飲食上注意少食肥甘厚味，酒類也不宜多飲，吃飯不宜過飽。多吃些蔬菜、水果，尤其是一些具有健脾利濕、化痰祛痰的食物更應多吃，如白蘿蔔、荸薺、紫菜、海蜇、洋蔥、枇杷、白果、大棗、扁豆、薏苡仁、紅小豆、蠶豆、卷心菜等。常見化痰除濕中藥，有陳皮、半夏、茯苓、天南星、石菖蒲、竹茹、桔梗等，可以選配製成藥膳。

陽盛體質者的特性為形體壯實，臉色紅赤，容易發怒心煩，說話聲高氣粗，喜喝冷飲。發病容易出現高熱，且易突發重病、急病。

陽盛體質：體質特點是形體壯實，臉色紅赤，容易發怒心煩，說話聲高氣粗，喜喝冷飲，特別怕熱，夏天常袒胸露背，大便乾結，小便熱赤。發病容易出現高熱，且易突發重病、急病。

陽盛體質的調養宜以清熱瀉火，養陰清熱，疏肝平肝為主，忌食辛辣燥烈之品，如辣椒、薑、蔥等；牛肉、雞肉等溫陽食物，亦宜少食用。而涼性的水果、蔬菜，如香蕉、西瓜、柿子、苦瓜、番茄、蓮藕等，可經常食用。

常見的清熱食物，還有白菜、芹菜、紫菜、海帶、竹筍、茭白、馬齒莧、淡豆豉、冬瓜、黃瓜、甜瓜、梨、荸薺、甘蔗、槐花、田螺、豬腸等。常見的清熱中藥，包括金銀花、連翹、黃芩、板藍根、地骨皮、生石膏、茵陳、大黃、生甘草、竹葉、金錢草、白茅根、車前草等，可根據自己情況，選配製成藥膳。

忌口有時也很重要

經常有病人問我，哪些疾病需要忌口。的確，中醫有忌口之說，生病服藥期間、婦女孕期產後，有些食物是需要禁食的。

生病期間的飲食禁忌，一般因病症性質的寒、熱、虛、實而有不同。寒證不宜吃涼性食物，熱證不宜吃暖性食物，虛證不宜清泄太過，實證不要吃補性明顯的食物等。

一般而言，服用中藥期間，大抵上要忌食生冷、黏滑、油膩、腥羶的食物。

生冷食物是指冷飲、冷食、生蔬菜、水果等；黏滑食物包括糯米、大麥、小麥所製的米麵食品等；油膩食物包括葷油、肥肉、油煎油炸食品和乳製品；腥羶食物是指海魚、無鱗魚、蝦、蟹、羊肉等。

中醫尚有發物一說。發物是指能引起舊病復發、新病加重的食物，包括腥羶辛辣食品，以及一些特殊食物，如蕎麥、豆芽、芫荽、苜蓿、鵝肉、雞頭、鴨頭、豬頭等。患有哮喘、中風、皮膚病和腫瘤的人，尤其需要注意。

婦女懷孕期間，一般處於陰虛陽亢的狀態，飲食應當以甘平、甘涼為主，禁食辛辣、腥羶；懷孕期間，噁心明顯的，應避免進食油膩之品；懷孕後期，容易氣滯，蕎麥、高粱、白薯、芋頭等脹氣澀腸的食物，應當少吃；產後陰血虧虛，淤血內停，可適當進補甘平、甘涼的糧食，或畜肉、禽肉、乳蛋類食品等，慎食或忌食辛辣傷陰、寒性生冷的食品。

當生病時，寒證不宜吃涼性食物，熱證不宜吃暖性食物，虛證不宜清泄太過，實證不要吃補性明顯的食物等。

我的養生大法

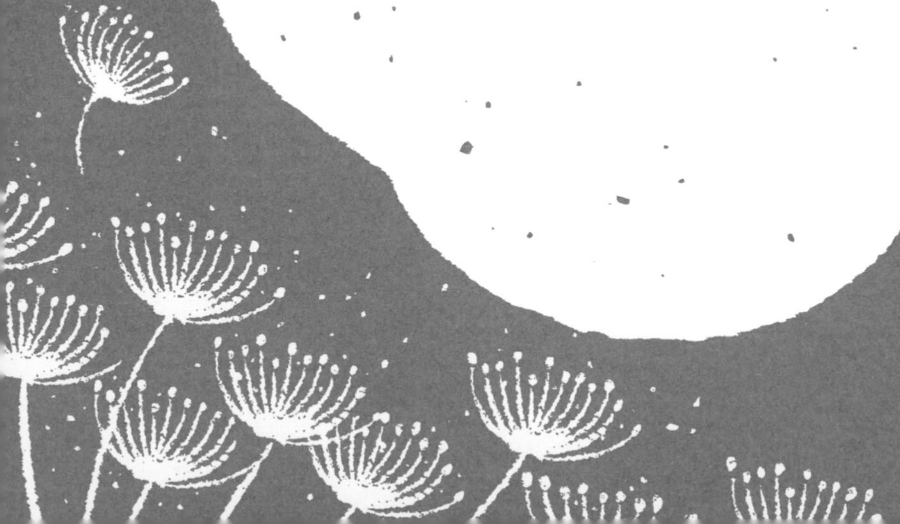

台灣廣廈 國際出版集團
Taiwan Mansion International Group

國家圖書館出版品預行編目（CIP）資料

人體排寒手冊：<<傷寒雜病論>>的養生自療大法 / 王長松作.
-- 初版. -- 新北市：台灣廣廈, 2019.11
面； 公分
ISBN 978-986-130-449-6(平裝)
1.傷寒論 2.養生

413.32　　108016932

台灣廣廈

人體排寒手冊【暢銷修訂版】

《傷寒雜病論》的養生自療大法

作　　者／王長松
編輯中心編輯長／張秀環
編輯／彭文慧
封面設計／曾詩涵・**內頁排版**／菩薩蠻數位文化有限公司
製版・印刷・裝訂／東豪・弼聖、紘億・秉成

行企研發中心總監／陳冠蒨
媒體公關組／陳柔彣
整合行銷組／陳宜鈴
綜合業務組／何欣穎

發 行 人／江媛珍
法律顧問／第一國際法律事務所 余淑杏律師・北辰著作權事務所 蕭雄淋律師
出　　版／台灣廣廈
發　　行／台灣廣廈有聲圖書有限公司
地址：新北市235中和區中山路二段359巷7號2樓
電話：（886）2-2225-5777・傳真：（886）2-2225-8052

代理印務・全球總經銷／知遠文化事業有限公司
地址：新北市222深坑區北深路三段155巷25號5樓
電話：（886）2-2664-8800・傳真：（886）2-2664-8801
網址：www.booknews.com.tw（博訊書網）
郵政劃撥／劃撥帳號：18836722
劃撥戶名：知遠文化事業有限公司（※單次購書金額未達500元，請另付60元郵資。）

■出版日期：2019年11月
ISBN：978-986-130-449-6